厚生労働省の大罪

コロナ政策を迷走させた医系技官の罪と罰

上 昌広

医療ガバナンス研究所理事長・医師

802

中公新書ラクレ

まえがき

中国の湖北省武漢で2019年12月8日、最初の患者が確認されて以来、新型コロナウイルス感染症（コロナ2019／COVID－19）は、瞬く間に世界中に広がった。日本では、2020年1月15日に初めて感染者が確認されて以来、3年半が経過したが、未だにマスクを手放せない人もいて、日本人の暮らしや経済に大きな影を落としている。

もはや忘れている人が多いようだが、新型コロナの感染拡大が始まった当初、厚生労働省はPCR検査数を制限し、「37・5度以上の発熱が4日以上」続かないと検査が受けられず大混乱を招いた。その後も厚生労働省の医系技官を中心に、コレラや結核と同じような隔離中心の非科学的な感染症対策を取り続け迷走した。

そして3年以上も、国民の大事な血税が、コロナ対策と称して「感染症ムラ」に注ぎ込まれ、実際にはそのうち少なくない額がコロナ患者のために活用されなかった疑いもあるというのに、それを反省したり追及したりする動きもない。私は、臨床医として内科診療をする傍ら医療ガバナンスを研究してきたが、正に、新型コロナは、医療ガバナンスに重要な国民の合意形成が軽んじられ、日本の厚生行政とムラ社会の医療界が抱えてきた様々な問題を露呈させた象徴的な事案だったと考えている。

本書では、世界同時に新型コロナが広がったために浮き彫りになった日本の感染症対策、厚生行政の構造的な問題点を検証し、これまで見過ごされてきた問題にスポットを当てた。第1章では、改めて、新型コロナに振り回された3年半以上の月日を振り返り、なぜ日本のコロナ対策が迷走したのかその原因を考察してみた。コロナ対策が迷走した責任の一端は、その陣頭指揮を執った厚生労働省の医系技官たちとそれを後押しした新型コロナ対策の専門家会議の面々にある。

第2章では、医系技官誕生秘話に触れ、なぜ、国民目線を無視したコロナ対策、医療政策が繰り返されるのか、その背景に迫った。医系技官たちの迷走を止められなかったのは、厚生族議員やメディアの劣化の影響も大きいのではないか。

第3章では、新型コロナが生んだ利権と補助金行政の功罪を深掘りし、第4章では、コロナ禍での自粛生活が長引いたことによる高齢者の健康被害、子どもや若者の孤立と孤独、尊厳死・安楽死問題など、厚生労働省が見て見ぬふりをしてきた問題を取り上げた。

誤解して欲しくないが、私は医系技官や厚生労働省に恨みがあるわけでも個人攻撃をしたいわけでもない。あえて医系技官、厚生労働省や感染症ムラ、医療ムラの構造的な問題点を指摘するのは、このまま無反省にポストコロナ時代に入れば、患者・国民目線の医療政策は永遠に実現せず、次のパンデミックのときにも同じことが繰り返されると案じているからだ。

新型コロナ対策の迷走を許したのは日本人一人ひとりの責任でもある。ピンチはチャンスとばかりに、世界では、新型コロナをきっかけに新たなイノベーションが次々と生まれている。この3年半で、日本の医療は世界から大きく遅れをとった。これまでとは違った視点で新型コロナ対策を読み解き、ポストコロナ時代の医療政策、医療を患者目線のものに変えるためにも、ぜひ、本書をお読みいただければ幸いである。

目次

厚生労働省の大罪

コロナ政策を迷走させた医系技官の罪と罰

第1章

〝一人負け〟する日本の新型コロナ対策

日本の新型コロナ感染者・隔離中心政策が長引いたワケ

新型コロナウイルス感染症（以下、新型コロナ）が日本で初めて確認されてから約3年4カ月が経過した2023年5月8日、感染症法（感染症の予防及び感染症の患者に対する医療に関する法律）上の位置付けが、重症急性呼吸器症候群（SARS）などと同じ2類相当の「新型インフルエンザ等感染症」から、季節性インフルエンザと同じ5類へ引き下げられた。米国やヨーロッパ諸国は、新型コロナウイルスがオミクロン株に置き換わって弱毒化し、重症肺炎になるリスクが減ってきた2022年1月頃から、マスク着用の義務や行動制限を撤廃し始めた。英国は、いち早く同年1月27日に、公共施設でのマスク着用義務やワクチン接種証明の提示を廃止した。

世界から1年以上遅れて、やっと日本はポストコロナ時代に入った形だ。1年遅れたことによる社会や経済への悪影響は計り知れない。国内では、「2類相当」となっていたことで、無駄な税金が「新型コロナ補助金」として、それほど患者を受け入れていない大病院へつぎ込まれた。それでも、誰かが終止符を打たなければこの流れは止まらなかった。遅きに失した感はあるが、医療界や専門家の中には2類相当から5類への移行に反対する声が強かったにもかかわらず、新型コロナを季節性インフルエンザと同等の扱いにすることを強行した岸田文雄首相には、敬意を表したい。

何しろ、3年間、徹底的にウイルスを封じ込めるゼロコロナ政策を取ってきた中国でさえ、2022年12月、これまでの政策を大きく転換し、ウイルスとの共存を目指す方向へ舵を切った。中国政府が突然、「コロナは普通の風邪」と言い出し、中国国民は一時パニックに陥ったが、久しぶりに手に入れた自由を謳歌しているように見える。中国経済は開国が遅れたダメージを必死になって打ち消そうとしてくるだろう。

米国の疾病対策センター（CDC）は、2022年8月、ワクチンや治療法などの重症化を防ぐ手段が増えてリスクが大幅に減少したので、感染者と接触した人の自己隔離や社会的距離を取ることは不要だとする新ガイドラインを発表した。翌月には、ジョー・バイデン大統領が、「新型コロナのパンデミックは終わった」と宣言した。2022年11月から12月にかけて行われたサッカーW杯カタール大会では、ほとんどの観客がマスクをしていなかったことからも分かるように、世界の大半、特に日本を除く主要先進国は、2022年後半頃までに既に新型コロナに対するパンデミック扱いを改め、ポストコロナ時代に入った。これは経済を優先させて政治家が見切り発車をしたという話ではない。CDCの新ガイドラインは、科学的根拠に基づき、医学・公衆衛生の専門家の判断で作成されている。

ところが日本では、2020年1月に感染症法で「指定感染症」とされてから2023年5月7日まで、新型コロナの感染症法上の位置付けは結核や重症急性呼吸器症候群（SARS）並みに危険度が高い「2類相当」とされ、感染者を病院などに強制隔離する政策が取り続けられた。

濃厚接触者の概念は、徐々に狭まったものの、新型コロナ感染拡大が始まった当初は、陽性になったら隔離され、同居の家族や職場の同じ部署の人たちも濃厚接触者としてしばらく出勤できなくなった。医療関係者にも濃厚接触者が多数出て、そのために患者を受け入れられなかったり、受け入れ人数を減らしたりした医療機関も少なくなかった。

ちなみに、日本の感染症法では、感染力と罹患した場合の重篤性等に基づく総合的な観点から見た危険性の程度に応じて、感染症を1類から5類まで5つに分類している。1類はエボラ出血熱、クリミア・コンゴ出血熱、ペストなど極めて危険な感染症、2類は、重症急性呼吸器症候群（SARS）、中東呼吸器症候群（MERS）、急性灰白髄炎（ポリオ）、結核など。3類にはコレラ、細菌性赤痢、腸管出血性大腸菌（O157など）感染症、4類には狂犬病、デング熱などが含まれる。この分類に含まれない「指定感染症」は、既に知られている感染症であって1～3類と同等の扱い、つまり、全て届け出が必要で、感染者を病院に強制隔離すべき感染症と位置付けられている。指定感染症の指定期限は2年なので、新型コロナは途中で、全国的かつ急速な蔓延により国民の生命及び健康に重大な影響を与える恐れがある「新型インフルエンザ等感染症」に変更された。言葉がややこしいが、季節性インフルエンザとは別格で、感染症法では隔離が必要な感染症（2類相当）に位置付けられていた。

すでに2021年後半から、一部の医療関係者からは、「新型コロナは健康な若年者にとっては普通の風邪であり、5類相当にすべき」との意見が出始めていた。なぜなら、それほど重症ではない患者も多かったにもかかわらず、「2類相当」となっている限り、隔離を患者に強いて、さらに病院としても、新型コロナ患者と別の病気の患者の動線を完全に分けなければならなかったケースが多かったからだ。これは現実的でない。

また、症状はなくても「濃厚接触者」の烙印を押された看護師や医師、事務員などが（時期によって異なるが）10日間休まなければならない事態になり、人手不足で診療を縮小せざるを得ない医療機関も多かった。5類であれば、季節性インフルエンザ、はしかなどと同じで、患者数の全数把握が必要なく、隔離はもちろん、重症にならない限り入院も必要ない。通常の保険診療で対応できる。

2022年1月頃から新型コロナは、感染力は強いけれども毒性が弱く重症化リスクの低いオミクロン株に置き換わったこともあって、感染症法上の位置付けを「2類相当」から、季節性インフルエンザと同じ「5類」へ引き下げるべきだという意見が与野党からも出た。それでも感染症の専門家たちや厚生労働省はコロナを感染症5類へ変更する気配すら見せなかった。

感染力の高いオミクロン変異株のBA.5の流行で急激に感染者が増えた2022年7月には、このまま感染者数を全数把握していたら保健所や医療機関が大変だということで、全国知事会などの団体が、2類相当から5類へ格下げするように政府へ要望した。しかし、「2類では全て公費で自己負担はないが、5類だと通常のインフルエンザ並みの3割負担になる」、「5類にしたら病院に患者が集中して医療従事者が困ることになる」などという専門家の意見で5類への変更は却下され続けた。

そして、2022年8月後半頃から感染者が減ったと同時に、世間の関心が統一教会問題へ移ったためか、「2類相当から5類へ」の変更は見送られた。いよいよ政府が5類へ移行する方針を示した2022年12月末でさえ、「新型コロナウイルス感染症対策専門家会議（以下、専門家会議）」「新型コロナウイルス感染症対策分科会（以下、感染症分科会）」の一員で、新型コロナウイルス感染症対策アドバイザリーボード座長、国立感染症研究所長の脇田隆字氏は、次のように発言し、5類への変更に難色を示した。

「新型コロナが季節性インフルエンザと同様の対応が可能な病気になるにはもうしばらく時間がかかる」

新たな感染症への対策には、科学的なデータを冷静に見ながら臨機応変の対応が必要だ。しかし、日本の感染症対策の司令塔であるはずの厚生労働省と専門家会議は、世界の潮流とは違った方向へ進み、新型コロナの拡大開始から3年が過ぎても迷走を続け、時代遅れの隔離中心の感染症政策を続けた。

新型コロナウイルスは、今後も変異を繰り返すとみられるが、ワクチンや治療薬が開発された今、強毒化して死者が急激に増えることは考えにくい。日本では感染者が増えるたびに、人の流れが影響するかのように「第○波」という表現をしていたが、2022年末に感染が爆発したにもかかわらず、政府がほとんど行動制限をしなくても年明けから自然に感染者数が減少していった。つまり、行動制限をしてもしなくても流行は起こる。世界的に特にアジアでは、冬と夏に大きな流行、そして春にも小さな流行が来る季節性の感染症であることが分かってきた。つまり季節性インフルエンザと同じ対策で問題はない。私自身、実際に、新型コロナの患者をこれまで多数診療してきたが、特にオミクロン株に置き換わってからは、季節性インフルエンザよりもむしろ症状が軽い人が大半だ。私が診療をしているクリニックでは、一般的な風邪の患者を診るときと同じようにマスクは着けるが、宇宙服のような防護服などを着用することもなく診察している。

5類に移行してしばらくの間は、「新型コロナを季節性インフルエンザと同じ扱いにしたために、医療が逼迫する可能性がある」と厚生労働省や医療関係者、マスコミが騒ぎ立てたが、実際には医療崩壊などほとんど起きていない。

ただ、東京では、救急車を呼んだり、かかりつけ医が、入院が必要と判断したりしても、受け入れ先がなかなか見つからない「入院難民」は、これからも出続けるだろう。

それは、東京都内には、大学病院やがんなどの専門病院、高度医療をする大病院はたくさんあるが、高齢者の持病が悪化して体調を崩し「入院が必要」などと判断されたときに、入院できるような中小病院が少ないからだ。大学病院などの大病院は、介護が必要で、入院が長期化しそうな高齢者や、肺炎、胃腸炎など軽い病気の患者はなかなか受け入れない。

例えば、東京都港区には、大学病院や大病院など計13病院があるが、脱水や胃腸炎など軽い病気で入院できる200床以下の中規模一般病院は古川橋病院（49床）くらいだ。人口10万人当たりに換算すると18・7床で、人口急減によって消滅の危機もあるといわれる地方都市よりも少ない。この状況は、東京都内の他の区でも似たような状態で、大阪市などの大都市でも入院難民が多数発生している。

なぜ、このような事態が起きるかというと、入院料などの診療報酬はほぼ全国一律同じ値段なので、地価や人件費の高い大都市での病院経営は苦しいうえに、政治力がないせいか中小病院の診療報酬は低く設定されているからだ。診療報酬は、厚生労働省の医系技官が仕切る中央社会保険医療協議会（中医協）で決めている。医系技官は、医師資格を持つ官僚のことだ。都市部の入院難民を減らすには、過剰になった大学病院などの病床数が減るように診療報酬を下げ、その分、中小病院に振り分ける必要があるが、医系技官などの天下り先にもなる大学病院や大病院を彼らが冷遇することはない。そもそも都市部の中小病院がこれほど減ってしまったのは、「中小病院は社会的入院が多い」としてその診療報酬を抑えてきたからだ。確かに社会的入院は減らすべきだが、本当に入院が必要な人を受け入れる病院が都市部になくなってしまった弊害は大きい。

これまでたびたび起こっている都市部の医療崩壊は、厚生労働省、特に隔離政策等を中心になって進めた医系技官たちの責任ではないか。

「2類相当」に固執したことで高齢者の死亡者が増加?

新型コロナ対策で厚生労働省は対応を誤った。私は、遅くともオミクロン株が主流になった2022年の1月か2月には、新型コロナを季節性インフルエンザと同じような扱いにすべきだったと考えている。なぜなら、新型コロナがデルタ株からオミクロン株に置き換わって以降、世界的にみて致死率が低下し、コロナ肺炎が直接の死因というよりは、もともと要介護状態か基礎疾患があった高齢者が亡くなるケースが急増したからだ。そういった高齢者は、地域の医療・介護システムの中で治療・ケアをしたほうが命は助かり要介護度が上がることも少ない。ところが、感染症法上の2類相当となっていた間、高齢者や基礎疾患のある人は、保健所を介して大病院へ送られるという特殊なシステムの中で隔離され、地域の医療・介護システムの中でのケアができなくなったケースが多発した。高齢者施設のコロナ陽性者が施設に留め置かれ、入院できなかったから亡くなったということもあるだろうが、入院して安静を強いられ弱って亡くなった高齢者も少なくないはずだ。

世界各国が、マスクの着用義務や行動制限の撤廃に動いたのは、人命より経済を優先したからではなく、オミクロン株になって致死率が下がったからだ。民主主義社会では、政府が国民の行動制限を行うにはそれ相応の理由が必要であり、その期間は短いに越したことはない。

イギリス・オックスフォード大学のデータベース「アワ・ワールド・イン・データ（Our World in Data）」を用いて計算してみたところ、デルタ株以前は5％程度の日もあった新型コロナの致死率は2022年1月以降0・1％程度、あるいはそれ以下に急低下した。1000人に1人が亡くなるというのは確かに重大かもしれないが、季節性インフルエンザでも60歳以上の致死率は0・55％だ。60歳未満では新型コロナも季節性インフルエンザも致死率0・01％というデータもあり、致死率からいっても「2類相当」に位置付ける意義はなくなっていたわけだ。

オミクロン株になってから、日本の死者数が目立って多かったのは、人口当たりの感染者の総数自体が多く高齢者率が突出して高いからで、致死率は世界中どこでも同じだった。新型コロナはウイルスの種類によって感染率には人種差があり、デルタ株まではヨーロッパ、米国、南米で感染率が高かった。そして、なぜか、オミクロン株は最初は欧米で広がった後、日本、韓国、中国などの東アジアと、オーストラリア、ニュージーランドなどオセアニアで感染者が増え、中でも突出して高齢化率の高い日本で多くの命が奪われる結果となった。

実は、致死率が季節性インフルエンザと同程度なら、2類相当の継続が長引けば長引くほど、国民、とりわけ高齢者にとっては弊害の方が大きい。何より問題なのは、「2類相当」となっている限り、保健所と急性期の大病院が感染者の対応の中心となるため、それ以外の医療・介護関係者は積極的に介入できないことだ。

2022年夏の第7波では、厚生労働省は保健所や医療機関の逼迫緩和策として、保健所への届け出を高齢者や基礎疾患があるなど重症化リスクが高い人たちだけに限定したが、高齢の患者の多くは、従来通り保健所があっせんして急性期病院へ入院することとなった。入院して安静を強いられることとなった高齢者は、十分なリハビリを受けることもできず、いっきに廃用症候群が進み、要介護度が上がり最悪の場合は寝たきりに

新型コロナ新規感染者数推移

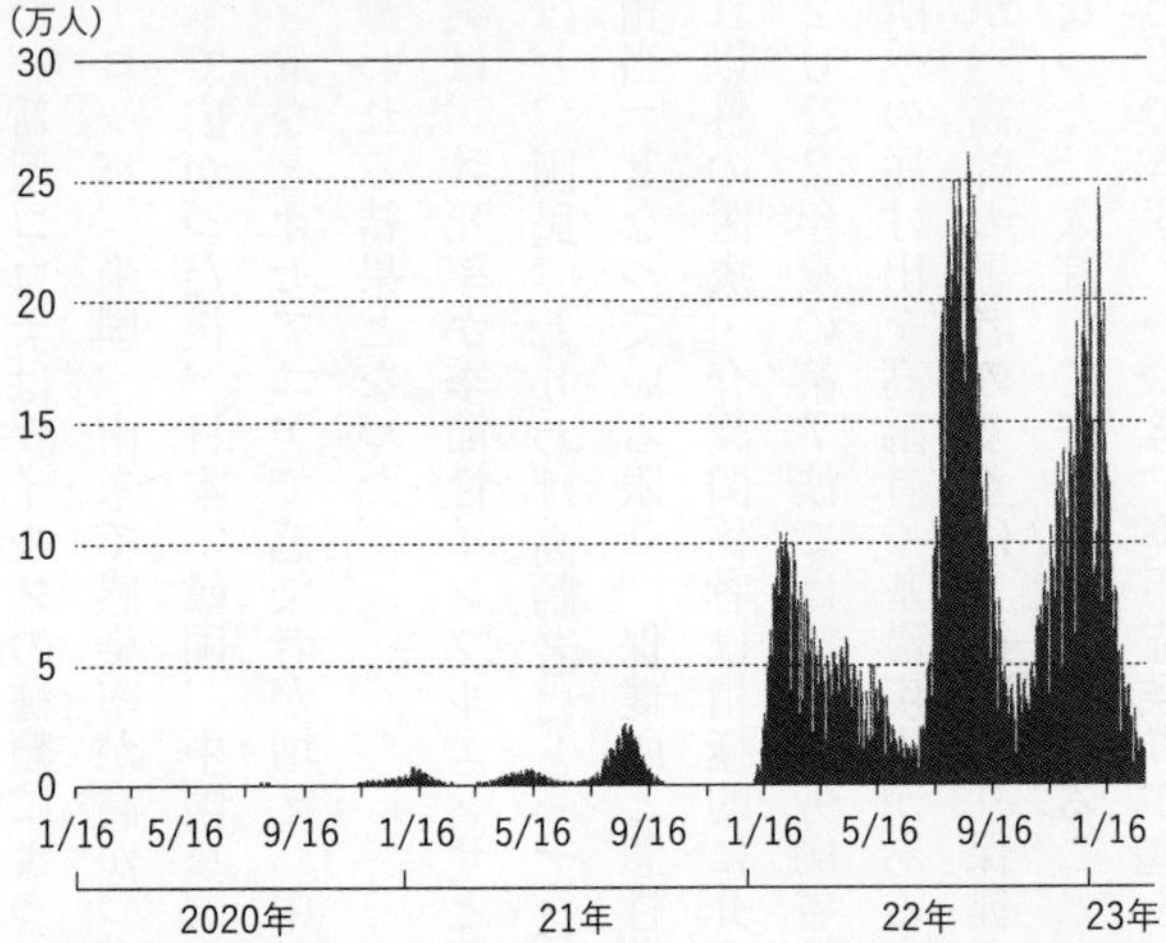

出典：厚生労働省「データからわかる新型コロナ感染症情報」(2023年2月26日現在)

なってしまう。廃用症候群とは、筋肉・骨組織の萎縮、心肺機能や意欲の低下など、過度な安静で活動性が低下したことによって心身に不都合な状態を来たすことだ。高齢者の場合は寝たきりの原因にもなる。たとえ、コロナ感染後に自宅に居続けられたとしても、訪問介護サービスやデイサービスなどの介護サービスは実質的に利用できず、やはり状態は悪化した。

「2類相当」が維持された状態では、介護従事者が濃厚接触者になったら他の介護者の介護ができなくなって

新型コロナの変異ウイルスと日本での流行状況

		主な変異株名
2020年 1月15日	新型コロナウイルス感染者、国内で初確認	
20年 春	第１波	
20年 夏	第２波	
20年 11月〜21年２月	第３波	
21年 春	第４波	アルファ株
21年 夏	第５波	デルタ株
22年 初め		オミクロン株 BA.1
22年 春	第６波	オミクロン株 BA.2
22年 夏	第７波	オミクロン株 BA.5
22年 10月後半〜23年１月	第８波	オミクロン株 BQ.1、XBB.1.5

新型コロナ対策の行動制限の時期

緊急事態宣言	
第１回	2020年４月７日〜５月25日
第２回	2021年１月８日〜３月21日
第３回	2021年４月25日〜６月20日
第４回	2021年７月12日〜９月30日

※期間は地域によって異なるため、東京都の期間を掲載

しまうので、介護施設の一部の経営者は、ホームヘルパーなどに対して、コロナに感染した高齢者の自宅への訪問を控えるように指示せざるを得なかった。

十分なケアが受けられなくなったこともあってオミクロン株では、コロナの重症化というよりは、要介護状態や基礎疾患のあった高齢者を中心に死亡者がいっきに増えた可能性がある。今後のためにもきちんと検証する必要があるが、厚生労働省や専門家会議が「２類相当」を維

持することに固執したために、廃用症候群が進んで弱り命を落とした人も少なくなかったのではないか。

致死率が下がっても注ぎ込まれた補助金

もう一つの問題は、急性期の大病院や大学病院で診る必要のある感染者が減ったにもかかわらず、新型コロナ対策として重症患者のための病床を確保した国立病院機構、地域医療機能推進機構（ＪＣＨＯ）といった感染症指定病院、大学病院などへ補助金が投入され続けたことだ。新型コロナがオミクロン株に置き換わってからは特に、大学病院で診なければならないような患者は限定的で、感染症法上の２類相当であっても、補助金を投入するのは即刻やめるべきだった。

厚生労働省は、「新型コロナウイルス感染症対策に係る各医療機関内の病床の確保状況・使用率等の報告」として、即応病床に対する受け入れ状況を公開している。即応病床は、新型コロナ患者をすぐに受け入れられる体制を整えているという名目で補助金が出ている病床だ。この報告によると、第7波で感染者が急増していた最中の2022年8月3日の即応病床に対する患者受け入れ率は、例えば、東京慈恵会医科大学（慈恵医大）病院（4施設）は72％、東京大学医学部附属病院は79％、日本医科大学病院（4施設）は71％。慶應義塾大学病院、順天堂大学附属病院（5施設）のように、即応病床に対する患者受け入れ率が126％、125％だった大学病院はむしろ少数派だ。

特筆すべきは、本来は、率先して新型コロナの患者の治療に当たらなければいけない国立国際医療研究センター（2施設）の当事者意識の乏しさだ。同時期の即応病床に対する受け入れ率は42％と、極端に低かった。

このような病院に患者が集中しなかった理由は、重症化するのは要介護状態であったり基礎疾患のある高齢者で、新型コロナに対する専門的な高度治療が必ずしも必要なかったからとも言える。認知症である患者も少なくなく、前述のように、開業医や市中病院、訪問看護、訪問介護の専門家がチームを組んでやるのが本筋だった。早い段階で2類相当から5類へ切り替え、高齢者や要介護者は、新型コロナ感染者であってもそういった地域医療・看護・介護のネットワークの中でケアし、重症の患者は入院させるという通常の医療と同じ対応をしたほうが、国民の健康維持のためにも経済面でもよかったのではないか。

2022年8月には、前月末の全国知事会などの意向を受けて、2類相当から5類へ切り替えられるかと思いきや、単に届け出対象を高齢者や基礎疾患を有する患者に限定して保健所の負担を軽減するだけにとどまった。保健所の業務負担は軽減された一方で、2類相当の枠組みは維持され、新型コロナに即応できる病床を確保しているというだけで医療機関への補助金は注がれ続けたのだから、厚生労働省の医系技官や感染症指定病院など〝感染症ムラ〟の人間たちには最高の形だったはずだ。

しかも、政府が新型コロナを「2類相当から5類へ移行する」と発表した後の2023年2月3日にも、全国医学部長病院長会議が、厚生労働大臣の加藤勝信氏に宛て、診療報酬の臨時特例や新型コロナ補助金の継続を要望している。新型コロナがオミクロン株になってからは、大学病院で治療する必要があるような重症患者は大幅に減っていたはずだ。この期に及んで、まだ補助金を要望するとは。信じ難いことだ。

今の日本に、国民のためにもならない無意味な補助金を医療機関へばらまく余力はないはずだ。かくして、日本の国債はどんどん増え、借金だらけの貧乏な国になっていく。

新型コロナ対策迷走の諸悪の根源・結核感染症課

2020年1月15日、中国の武漢から帰国した日本在住の中国人に感染が確認されてから、現在に至るまで、新型コロナ対策の中心になっているのが、厚生労働省健康局の結核感染症課だ。新型コロナ対策の根拠法となっている検疫法と感染症法を所管する課で、そのトップの課長職は医系技官の指定席だ。医系技官とは、医師や歯科医師の免許をもった行政官のこと。その問題点については後述するが、医師・歯科医師免許をもっているからという理由で、厳しい国家公務員試験を課される事務系の職員とは別のルートで、国家公務員試験は免除された状態で、行政官としての資質をそれほど厳しく問われることもなく厚生労働省に入省し、新型コロナ対策のような国民の命と生活を大きく左右するような政策立案を仕切っている。

結核感染症課は、新型コロナのような未知の病原体が発生したときに、その対応に当たる課だ。そのトップが医師免許をもっている医系技官であるなら、選りすぐりの感染症対策のプロ集団をイメージする人も多いかもしれない。しかし、実態は大きく異なる。高度経済成長で衛生状態がよくなり結核などの感染症は激減したため、新型コロナ発生前には存在感は薄かった。

そのため、同課は総勢30人程度の小さな組織で、結核感染症課長職は、国立国際医療研究センター国際医療協力局長などの国際畑と並んで、医系技官の世界では傍流とされていたときいている。有能な人材は、厚生行政の花形であり喫緊の課題とされる医療費抑制、医師不足対策を担当する医政局に投入されるといわれている。結核感染症課のメンバーは、主に、新型コロナ発生によって急にクローズアップされた国立感染症研究所、国立国際医療研究センターなどのナショナルセンター、検疫所、世界保健機関（WHO）などをローテーションする。

そんな医系技官たちが担当した日本の新型コロナ対策は、日本で初めて感染者が確認された2020年1月15日から3年以上にわたって迷走を続けた。

未だに課の名前に「結核」がついているのは、かつて、日本では結核対策が戦後最大の課題だったからだ。結核は結核菌によって肺などに炎症を起こす病気で、1935～50年まで、39年を除いて日本人の死因の第1位だった。戦後5年後の1950年でも、52万8829人が結核に罹患し、12万1769人が命を奪われている。

その翌年の1951年には、1919年に制定された旧結核予防法が廃止され、新結核予防法が制定された。この法律は、都道府県知事が、公共の福祉のために、結核患者を結核療養所に強制的に入所させる、つまり隔離を認めるような法律だった。結核医療費の公費負担は増え続け、1964年には468億円に膨らんだ。この当時の468億円は、現代の価値に直すと約2000億円に相当する。結核感染症課には潤沢な予算が配分され、配属される職員は旧厚生省のエリートであり、当時は花形的な存在だったらしい。ちなみに、結核罹患率・死亡率が低下したため、2007年には結核予防法は廃止され、感染症法（感染症の予防及び感染症の患者に対する医療に関する法律）に統合された。

結核感染症課が担っていた伝染病対策も、かつては非常に重要だった。何しろ、今ほど衛生状態がよくなかった高度成長期には、赤痢やジフテリアなどの伝染病は大きな課題だった。赤痢は、赤痢菌による腸管感染症で、発熱、下痢、腹痛、血便を伴う。ジフテリアは、ジフテリア菌によって発生する上気道の粘膜感染症だ。かつては多くの日本人の命を奪っていた。東京オリンピックが開催された1964年でも、5万2420人が赤痢、2774人がジフテリアと診断されたと報告されている。当時、これらの感染症への対策の柱は、明治時代の1897年に成立した伝染病予防法に基づいて、感染者を強制隔離し、患者発生地域の交通を遮断することだった。

日本の新型コロナ対策の最大の問題は、結核対策や赤痢・ジフテリア対策などと同じように、強制隔離を基本とした明治以来の古典的な感染症対策を押し通したことだ。強制隔離は入院勧告、入院措置と名前を変えて引き継がれ、感染症患者の濃厚接触者を隔離するために新たに「積極的疫学調査」と称して感染者の過去2週間の行動を遡って調査し、大きな混乱を生んだ。

そもそも新型コロナのように無症状の感染者がいる感染症においては、赤痢やコレラのような伝染病を対象に確立した古典的な対策は不適切であることを、2009年の新型インフルエンザ流行時に学んだはずだった。新型インフルエンザウイルスには潜伏期があり、顕在化するまでに周囲に感染することから、赤痢やコレラ、結核のように症状のある人を隔離するだけでは不十分だったのだ。

新型インフルエンザが拡大した当時、感染症法や検疫法を軸にしながらも、各省庁を超えた対応が必要になったため、新型インフルエンザ等対策特別措置法が制定された。その結果、新型インフルエンザ等の政策決定は、医療は厚生労働省、その他は内閣官房の二元体制になった。

内閣官房新型インフルエンザ等対策室の「過去のパンデミックレビュー」には、「そもそも感染症には潜伏期間が存在し、（中略）症例定義に合致する症状が有っても検査感度の問題や症状が出てからの時間によっては検出できない場合が有ることなどから検疫で感染症患者を完全に把握するのは不可能です」と記されている。せめてこの教訓を生かしていれば、新型コロナ対策もここまで迷走しなかったはずだ。

日本で新型コロナの感染者が出始めた際、厚生労働省は、健康局内に新型コロナウイルス感染症対策推進本部を設け、結核感染症課の管理下へ置いた。そして、日本の新型コロナ対策は、初期対応から間違った方向へ進んだと思えてならない。２０２０年1月

15日に、武漢から帰国した日本在住の中国人の新型コロナ感染が確認されると、翌々日の17日には国立感染症研究所が積極的疫学調査の実施要領を公開した。この実施要領は、潜伏期や、感染していても症状が出ない不顕性感染の人から感染が広まるのを無視して、検査対象を中国帰国者とその濃厚接触者に限定する内容だった。新型インフルエンザの教訓は全く生かされなかったのだ。

そして、政府は同年1月28日、新型コロナを感染症法の指定感染症に指定し、SARS、MERS、ポリオなどと同じように扱う「2類相当」とした。新型コロナウイルスがSARS-CoV-2と名付けられ、同じ新種のコロナウイルスに分類されるためSARSやMERSと同列に扱ったと考えられるが、この結果、しばらくの間、感染者は軽症や無症状でも強制入院させられることになった。一方で、それ以外の発熱患者や濃厚接触者の定義の枠内に入らない人に対しては新型コロナウイルスに感染しているかどうかを確認する「PCR検査」をかなり厳しく制限した。

確かに、新型コロナは未知のウイルスだったわけで、最初のうちは国によって対応は異なっていた。しかし、初期対応を間違えたとしても、誤りを認めて軌道修正するチャンスは何回もあったはずだ。2020年1月以降、各国の研究者から新型コロナに関する論文が続々と報告され、米国や欧州、韓国、台湾、香港、シンガポールなどは、そういった科学的な知見を参考に対策を練ったようだ。

例えば、2020年1月24日には、医学雑誌の『ランセット（The Lancet）』に、香港大学のグループが、無症状の感染者の存在を報告した。『ランセット』は、世界的に権威のある5大医学雑誌の一つ。特にまだ正体が見えていなかった新型コロナに関して、その情報を得るために、医学の専門家がその内容を随時チェックするのは当然のことだ。この時点で、当時の結核感染症課長やその上司にあたる健康局長、医系技官のトップで事務次官級である医務技監など、新型コロナ政策に関わる誰でもよいので、この論文など最新の知見を逐一チェックしてそれを政策に生かせる人材が1人でもいたら、新型コロナを「2類相当」とし続けたり、PCR検査の対象を症状のある人とその濃厚接触者のみに絞ったりすることもなかったのではないだろうか。

しかし、厚生労働省の医系技官たちは、間違いを認めることもなく迷走した。武漢からの帰国者の中に無症状の感染者がいたことを受けて、結核感染症課長が、1月30日に緊急記者会見を開き、「潜伏期間に他の人に感染させることも念頭に置いて対策を取らねばならない」としたものの古典的な感染症対策を変えなかった。

そして、公費を使って国立病院機構やＪＣＨＯ、大学病院などへ補助金をつぎ込み、軽症者を強制入院させた。市中の感染疑いのある人を検査しなければいかにも感染者数を抑えられているように見えるためか、当時の安倍晋三首相が、繰り返し「ＰＣＲ検査数を増やす」と公言しても、厚生労働省の上司である医務技監や事務次官も動こうとしなかった。

そうこうするうちに市中に新型コロナ感染が広がって感染者数が急激に増え、患者を受け入れるベッド数が足りない事態になった。感染症法や検疫法を所管する結核感染症課の大失態であり、絶体絶命だ。通常なら責任を問われそうなものだが、そのタイミングで、２０２０年3月に新型インフルエンザ等対策特別措置法が改正され、新型ウイルス対策が官邸主導に変更になった。内閣官房に新型コロナウイルス等感染症対策推進室が設置され、新型コロナウイルス感染症対策担当大臣だった西村康稔氏が前面に出るようになり、結核感染症課の責任が問われることもなかった。

ただ、その後も厚生労働省の医系技官による非科学的な新型コロナ対策は続いた。ワクチンや治療薬がなかった当初には、感染拡大を防ぐにはとにかくPCR検査をして感染者を見つけ出すというのが世界的標準だったが、わが国では、科学的な判断をしなければならないはずの医系技官が、率先してPCR検査を抑制した。

感染力が強い半面、軽症者も多いオミクロン株の感染が拡大してからは、「自宅療養」や「みなし陽性」を認めるように「通知」を出して勝手に方針を変更するということも行われた。「通知」とは、厚生労働省などの官公庁が、所轄機関などに出す指示、技術的助言のことだ。法的拘束力はない。

わが国は法治国家であり、強制入院などあらゆる行政行為は、根拠となる法律に基づかねばならない。新型コロナ対策の法的根拠となるのは感染症法だ。この法律では、都道府県知事が、1類や2類の感染症の蔓延を防止するために必要があると認めるときには、その感染者に対して入院を勧告し、従わなければ入院措置を科すことと定めている。強制入院は人権を侵害する措置であり、診断や入院の基準は、法律などで詳細に規定されなければならない。一方、国家は、入院措置により、感染者の身体的自由を奪う以上、感染者には治療を提供する義務を負う。「2類相当」となった新型コロナに公費で治療が提供されているのはこのためだ。

ところが、新型コロナウイルス感染症対策本部（以下、新型コロナ対策本部）、結核感染症課などが、この方針変更を「通知」で済ませてしまった。例えば、2022年1月24日の通知では、一定の条件下で医療機関による検査をせず「疑似症患者（みなし陽性者）」として対応できることにした。このような重大な対応の変更は、感染症法の例外として、国会で議論し、法律で明確に規定する必要があった。厚生労働省の一部局での議論で済ませていいわけがない。

感染症法の規定と異なる「通知」が乱発されれば、現場は混乱し、都道府県によって異なった対応になることもある。オミクロン株が軽症だと分かっていても、多くの都道府県で、病床が逼迫するまで感染者を入院させたのは、感染症法の規定に沿って行動せざるを得なかったからだ。本来ならもっと早く5類へ移行するか、感染症法の規定を改めるべきだった。

新型コロナ検査キットが市販されるまでは、感染爆発が起こる度に、多くの感染者が検査すら受けられず自宅で放置されて大混乱となったが、医系技官のトップである医務技監などが責任を取ったり謝罪したという話はない。

なぜ古典的な感染症対策を追認したのか

厚生労働省の医系技官たちの暴走を軌道修正するどころか結果的に迷走させたのが、当初は「新型コロナウイルス感染症対策専門家会議」、そして、2020年7月からは看板を掛け替えた「新型コロナウイルス感染症対策分科会」だ。内閣総理大臣を本部長とする内閣官房の新型コロナ対策本部の下に、医学的見地からの助言等を行うために設置されたが、その助言は筋違いなものも多かった。

さらに、感染症分科会とは別に、医療・公衆衛生分野の専門的・技術的な事項について、厚生労働省に対し必要な助言等を行う「新型コロナウイルス感染症対策アドバイザリーボード」というものが2020年2月に設置された。感染症分科会とアドバイザリーボードのメンバーはかなりの部分重複し、厚生労働省や国立感染症研究所などと関わる人材で固められた。

専門家会議とアドバイザリーボードの座長は感染研所長の脇田隆字氏。専門家会議では副座長、感染症分科会では会長を務め、すっかり新型コロナの専門家の〝顔〟となった尾身茂氏（2022年3月まで地域医療機能推進機構理事長、現在は結核予防会理事長）は、実は、もともとは厚生労働省の医系技官だった。

奇妙なのは、当初の専門家会議が、厚生労働省と感染研、東京大学医科学研究所、国立国際医療研究センター、東京慈恵会医科大学という5施設の在籍者やOBといった〝感染症ムラ〟のメンバーで固められたことだ。日本医師会常任理事、日本感染症学会理事長、弁護士といった、こういった分科会には必ず入る関連団体や公益の代表、中立を保つためのメンバー以外のほとんどが、この5施設の関係者だった。

アドバイザリーボードには東京大学医学部附属病院長がいたものの、専門家会議や感染症分科会には、こういった政府の諮問機関には珍しく、東大医学部の関係者や出身者が入っていなかった。東大医学部の教授だから偉いとは全く思わないが、医療関係の政府の諮問機関には、東大医学部関係者が入るのが一般的だ。

東大医学部と東大医科研は同じように「東京大学」の付属機関ではあるが、全く別の組織で、歴史的な経緯も所在地も異なる。東大医科研は歴史的に、東大医学部より感染研との方がつながりは深い。そもそも専門家会議などを占拠したこの5施設は、今では全く別の組織のように見えるが実は歴史的なつながりがあるのだ。

感染研の前身は、第2次世界大戦直後の1947年に設立された国立予防衛生研究所で、連合国軍総司令部（GHQ）の指示で、防疫業務などを行う機関として伝染病研究所から分離・独立した。伝染病研究所は今の東大医科研で、1967年に現在の名称になった。伝染病研究所は1892年に民間の研究所として発足し、初代所長は、「近代日本医学の父」とも呼ばれる細菌学者・北里柴三郎氏が務めた。1899年に旧内務省所管になって国立の研究所に、その後旧文部省所管になって1916年には東大付属の研究所になり、戦前は陸軍が支えた。富国強兵のためには、コレラや結核などの感染症対策が重要であり、この研究所の関係者は生物兵器の研究・開発に従事した。つまり、感染研と東大医科研はもともと同じ組織だったのだ。

また、国立国際医療研究センターは、もともと帝国陸軍の中核病院だった。1868

年（明治元年）に兵隊仮病院として設立され、1929年に、東京都千代田区隼町（当時は東京市麹町区隼町）から現在の所在地である新宿区戸山へ移転し、1936年には東京第一陸軍病院となった。戦後、陸軍が解体されたことから旧厚生省へ移管され、国立東京第一病院と改称し、1993年に国立国際医療センターになった。

国立病院の多くはもともと陸海軍の病院だ。国立がん研究センターの前身は海軍病院で、海軍兵学寮や海軍軍医学校が併設されていた。現在も、国立がん研究センター中央病院の敷地内には、海軍兵学寮跡、海軍軍医学校跡の石碑が立っている。

この海軍軍医学校で教鞭を取ったのが、慈恵医大の創設者であり薩摩藩出身の医師、高木兼寛だ。明治維新以降、高木氏は薩摩藩の洋学校である開成所で西洋医学と英語を学び、薩摩藩によって設立された鹿児島医学校に入学し、校長だったウィリアム・ウィリスに認められて教授に抜擢された。その後、薩摩藩の蘭方医の推挙で海軍に入隊し、軍医を育てるために明治政府が設立した海軍病院学舎の教官で海軍軍医アンダーソンに認められ、英国セント・トーマス病院医学校に留学した。帰国後、高木氏は、慶應義塾医学所校長だった松山棟庵氏と共に、1881年に、慈恵医大の前身となる成医会講習所を設立した。海軍病院学舎は1886年に海軍軍医学校と改称され、現在の港区西新橋へ移転。実習や臨床実験は隣接する東京慈恵医院（元有志共立東京病院）の協力を得ていたという。高木氏は、海軍から脚気を撲滅した人物として知られ、慈恵医大と海軍との関わりは深い。

戦後約80年経った今でも、帝国陸海軍の亡霊が日本を支配しているのだろうか。新型コロナの専門家会議などに入った感染症ムラのメンバーは、帝国陸海軍と関わりが深かった組織の人物で占められていたのだ。

2020年2月と3月に配分された新型コロナに対する検査法、治療薬の研究開発費についても、公募されたのはごくわずかで、大半はこれらの施設の関係者に配分された。

それでも、研究の結果、画期的な検査法や治療薬の開発につながり、専門家会議・感染症分科会のお陰で日本のコロナ対策が良い方向へ進み、多くの国民の命が守られたというのなら許せる。しかし、彼らは、結果的に、感染症ムラの利権を守り、PCR検査を抑制し古典的な感染症対策を続ける厚生労働省の医系技官の方針を追認し、PCR検査数を増やそうとする政府に対抗する形になった。「検査数を増やせば医療が逼迫する」などと言って、彼らがPCR検査数を抑制したのは、感染疑いの人たち全てを検査すれば、日本での新型コロナ蔓延が露見してしまうからだったのではないだろうか。

世界とは異なる〝専門家〟が新型コロナ対策を仕切る日本の不幸

もしかしたら、専門家会議や感染症分科会には、日本の感染症対策の精鋭が集められたと勘違いしている人もいるかもしれないが、実態は少々異なる。

医師や研究者の実績は、海外の権威ある医学雑誌に掲載された論文数で決まる。その意味では日本のコロナ対策を担った専門家たちは、感染症や公衆衛生を専門とする世界の専門家とは異なっている。

日本国民にとって不幸だったのは、感染症分科会が、必ずしも科学者として世界標準に則った意見を述べるのではなく、結果的には厚生労働省の対策を追認してしまったことだ。彼らは、世界的にPCR検査数を増やすことが新型コロナの感染を抑える重要な方策だということが分かった後も、PCR検査数を増やそうとする首相の意向に結果的には応えなかった。

政府は2020年7月、「骨太の方針」の中に、PCR検査について「医療従事者や入院患者、施設入所者等に対して、感染の可能性がある場合には積極的に検査を行う」と盛り込んだ。ところが、感染症分科会は、濃厚接触者と認定されなかった無症状者に対する検査を公費で実施しない方針を取りまとめ、実質的にPCR検査数を抑制した。

検査をするかしないかは、本来は、医師と患者が決めるべきものだ。それなのに厚生労働省は、無症状者には検査は不要と医療・介護従事者へのPCR検査の法定化を見送った。そして、2022年12月末になっても、「2類相当」を維持して、感染症ムラに補助金が投入され続けることに結果的に加担した。

潮目が変わりそうだったのが、2020年6月だ。前面に出て「3密回避」「人との接触8割減」「新しい生活様式」を打ち出す一方で、PCR検査を抑制する専門家会議に問題があるとみた政府は、突然、「位置づけが不安定だった」との理由で同会議の解散を決めた。6月24日、その当時の新型コロナウイルス感染症対策担当大臣の西村氏は、専門家会議を解散し、感染症分科会を設置すると発表した。その際、専門家の入れ替えを模索するとも聞いたが、結局、西村担当相が別の専門家チームを揃えられなかったこともあり、法的根拠を与えられ設置された感染症分科会は専門家会議と顔ぶれはあまり変わらなかった。

ただ、決して、日本に、新型コロナ対策に適任の一流の研究者が不在なわけではない。例えば、東京大学名誉教授、米国のシカゴ大学名誉教授で国立研究開発法人医薬基盤・健康・栄養研究所理事長の中村祐輔氏は、遺伝子レベルのがんの個別化医療の先駆けを作った医師であり研究者で、世界的にもノーベル生理学・医学賞候補として常に名前が挙がると言われる存在だ。PCR検査や変異ウイルスの解析はゲノム医学抜きでは語れなくなっており、正に、新型コロナウイルス対策には適任と言える。しかし、結局、中村氏が新型コロナ対策の専門家に名を連ねることはなかった。

この3年間の専門家会議や感染症分科会の提言を追ってみると、彼らは利権の保持や恩返しにこだわったわけでも政府に逆らおうとしたわけでもなく、大真面目に専門家の代表として、医系技官の政策を官僚的に追認していただけの可能性もある。悪気はないように思えるが、日本のパンデミック対策のトップの座に留まりながらも、様々な判断の過ちを認めなかった点で罪深いのではないだろうか。専門家集団の中に中村氏などしかるべき人物が入っていたら、ここまで新型コロナ対策は迷走しなかったはずだ。

新型コロナは世界各国にいっきに広がった感染症であり、日本だけの独自対策などあり得ない。世界の公衆衛生や感染症対策の専門家たちは、国際的な医学専門誌に掲載された新しい論文を読み、独自のネットワークを駆使して情報交換をして、自国の新型コロナ対策に貢献した。

米国政府の首席医療顧問を2022年12月に退任したアンソニー・ファウチ・国立アレルギー感染症研究所長などは、身の危険を感じるほどの嫌がらせをされても、ドナルド・トランプ前大統領との対立を恐れず感染症対策の専門家としての姿勢を貫いた。2020年4月には、トランプ前大統領が打ち出した外出緩和策に反対を表明し、抗マラリア薬ヒドロキシクロロキンを新型コロナ治療に使うことについても「科学的根拠がない」と却下した。トランプ前大統領がバイデン大統領に敗れたのは、ファウチ氏がトランプ氏の新型コロナ政策の失敗を印象付けたことも大いに影響しているのではないだろうか。

ファウチ氏は、未だにトランプ支持者などにインターネット上で攻撃されているが、退任表明後のインタビューでは、「トランプ前大統領をはじめ、COVID-19の懐疑論に直面しながらも、どのように冷静さを保ってきたのでしょうか」という質問に対し、次のように答えている。少し長いが、その一部をここに引用したい。

私は科学者であり、公衆衛生担当者でもあるので、エビデンスとデータに従うしかありませんでした。これらは時間とともに進化し、私たちの対応も進化しました。新しい知識が得られるにつれて、ウイルスに対するアプローチを変えなければなりませんでしたが、これはトランプ前大統領とその周囲の特定の人々によって、非常に複雑化しました。例えば、ヒドロキシクロロキンが有効な治療法であると根拠もなく前大統領が主張したことです。私は科学的かつ個人的な誠実さを保ち、アメリカ人、そして世界に対する責任を果たさなければならず、これについては公に反論する以外に選択肢がなかったのです。

そのため、問題が生じ、多くのトランプ支持者の目には私が敵に映るようになった。私に対して、私の家族に対して行われた脅迫は、前代未聞のものであり、容認できるものではありません。他の公衆衛生担当者も脅されているため、私1人ではありません。私がこの仕事を始めたとき、武装した特別捜査官から24時間態勢で警護される必要が生じることになるとは、決して思っていませんでした。しかし、このような状況にもかかわらず、仕事に行きたくない、仕事をしたくないと思ったことは一度もありません。それどころか、このまま公衆衛生に専念しようという気持ちがさらに強くなりました。他のことは雑音や気晴らしに過ぎず、私はそれをほとんど排除することができたのです。

（『ランセット』2022年10月8日、トニー・カービー氏によるインタビュー）

私自身、米国やヨーロッパの国々の新型コロナ対策がすべて正しかったと主張するつもりはない。ただ、世界中に新型コロナという同じウイルスがいっきに広がったために、これまで明確にはなっていなかった、厚生労働省の医系技官と、同省に重用される専門家会議のメンバーの先生方の力不足が露呈してしまったのは事実だ。

権力は科学的な正しさを保証しない。ガリレオ・ガリレイは、我が身を捨ててまで、科学的な正しさにこだわった。これが世界の科学者の規範だ。世界では、専門家がネットワークを構築し、新型コロナ対策を推し進めている。一方、結果的に多くの場面で厚生労働省の方針を支援し、独自の考えでガラパゴス的にやろうとした日本の専門家会議・感染症分科会の面々が迷走したのもむべなるかなだ。

〝日本版ＣＤＣ〟には程遠い「国立感染症研究所」

私は、日本のコロナ対策が迷走した責任の一端は、感染研にもあると考えている。感染研は厚生労働省に所属する研究機関だ。新型コロナ対策では司令塔としての役割を果たせなかったからか、岸田政権は２０２２年6月17日、新たな感染症対策として、内閣官房に政府の司令塔となる「内閣感染症危機管理統括庁」を置くことと共に、感染研と国立国際医療研究センターを統合して「日本版ＣＤＣ（Centers for Disease Control and Prevention）」の創設を決定した。

CDCとは、米国の疾病予防管理センターのことだ。CDCは保健福祉省に属し、1946年7月、第2次世界大戦下で猛威を振るったマラリア対策のために伝染病センターとして公衆衛生指導官のジョセフ・マウンティン博士が創設した。米国だけではなく、マラリア、結核、HIV/AIDS、エボラ出血熱など世界中の感染症から人々の命を守るために、24時間体制で活動し、世界50カ国以上に拠点を持つ。新型コロナでも各国の感染者数、ワクチン接種状況、新たな知見による指針などを公表し、正に、感染症対策の司令塔となってきた。

残念なことに、現在の感染研と国立国際医療研究センターを統合したとしても、CDCのような役割を果たせるとは思えない。何度も繰り返すようだが、研究者の評価は論文数で決まる。だが、感染研関係者が新型コロナに関して発表した論文は異様なほど少ない。私が調べた限りでは、世界的にも注目されたクルーズ船ダイヤモンド・プリンセス号の調査結果ですら、米国のCDCが発行する疫学週報『MMWR(Morbidity and Mortality Weekly Report)』と、欧州の公衆衛生コミュニティが発行する週刊オンライン誌『ユーロサーベイランス(Eurosurveillance)』に2020年3月、報告を寄稿しただけだった。まだ分かっていないことが多かった時期であり、世界の研究者は、日本からの情報提供を心待ちにしていたと思われ、『ランセット』などの一流誌に詳細な解析結果を論文として報告するべきだった。

新型コロナ対策に関して何よりいただけなかったのは、感染研と傘下の地方衛生研究所でPCR検査を抱え込み、検査数の拡充にブレーキをかけ続けたことだ。途中からは、一部を民間の検査会社に外注したが、PCR検査が保険適用になってからも、医師が患者を診て検査が必要だと判断しても検査の実施を断られるケースが相次いだ。所長の脇田氏が、2022年12月末になっても、「新型コロナが季節性インフルエンザと同様の対応が可能な病気になるにはもうしばらく時間がかかる」と発言し、「2類相当」の維持にこだわったのも、どうにも腑に落ちない。

何しろ、新型コロナの流行は、感染研に新たな利権をもたらした。2020年2月に政府の新型コロナ対策本部が決めた緊急対策の「研究開発費」20億5000万円のうち、感染研には9億8000万円が直接、日本医療研究開発機構（AMED）を介して東京大学医科学研究所と合わせて3億1000万円、厚生労働省から1500万円、総額約

13億円が、新型コロナの検査法と治療薬の開発のために投入された。感染研の２０１９年度の予算規模は60億５００万円であり、約13億円の研究予算の追加は大きい。

感染研と厚生労働省は、新型コロナの検査法や治療薬の国内開発にこだわった。２０２０年1月にはすでに、スイスの製薬企業ロシュ社が新型コロナのＰＣＲ検査キットを開発し、中国に無償提供していたというのに、感染研は自家調整の試薬を使った遺伝子検査法を開発し、都道府県や政令市など全国に83か所ある傘下の地方衛生研究所で新型コロナの検査を独占しようとしたのではないか。民間の検査会社と違って、感染研と地方衛生研究所では1日にできる検査数には限度がある。ロシュ社が使っているような製品化されている試薬と異なり、自家調製の試薬の製造には手間がかかる。本来は、国内での独自検査にこだわらず、迅速に大量のＰＣＲ検査ができる体制を整えるべきだったが、ＰＣＲ検査が公費ではなく一般診療になれば、感染研は関与できなくなり研究データや利権が独占できなくなる。それがＰＣＲ検査を抱え込んだ理由なのではないだろうかと疑っている。

新型コロナを甘く見て、これまで通り、感染研がＰＣＲ検査を仕切っていても何とかなると考えた可能性もある。ロシュ社の日本法人のロシュ・ダイアグノスティックスは、早い段階から日本でPCR検査に必要な試薬や装置の提供体制を整えていたが、感染研が、ロシュ社の試薬や装置を感染研のものと「同等」であることを確認し、日本でも使えるようにマニュアルに載せたのは2020年2月13日になってからのことだった。

それより前の2020年2月3日に横浜港に帰港したクルーズ船ダイヤモンド・プリンセス号の乗員・乗客3711人全員にPCR検査を実施しなかったのも感染研の能力不足によるものであり、人命軽視と言われても仕方がない。クルーズ船内で新型コロナが流行し、4月15日までに712人の感染が確認され、13人が死亡した（国立感染症研究所『病原微生物検出情報（IASR：Infectious Agents Surveillance Report）』2020年7月号）。最初から全員にPCR検査を実施していれば、犠牲者はもっと少なくて済み、乗員・乗客が長期間船の中に閉じ込められる事態も防げた可能性がある。新型コロナの世界的な蔓延を予測できなかったのかもしれないが、自分たちの都合より何より国民の命を優先するという意識があれば、PCR検査を制限することはなかったのではないか。

こういった人命軽視の不始末を目の当たりにして思い出したのが、感染研の歴史だ。

前述のように、感染研は、もともと東大医科研の前身である伝染病研究所から分離された。第2次世界大戦後すぐの1947年、感染症に関わる基礎・応用研究と、抗生物質やワクチン等の開発及び品質管理のための国家検定を行う旧厚生省附属試験研究機関として、国立伝染病研究所から分離・独立する形で国立予防衛生研究所が設立されたのだ。これが、感染研の前身の組織で、1997年に、研究所の設置目的を明確にするためとの理由で、現在の名前に改名された。

特筆すべきは、前身の国立予防衛生研究所には、陸軍の中に設置された七三一部隊(正式名称は関東軍防疫給水部本部)の元軍医も所属していたことだ。七三一部隊は、細菌戦に備えた生物兵器研究・遂行のため創設された特殊部隊で、捕虜に対して人体実験を行ったことで知られる。現在感染研がある東京都新宿区戸山は旧日本陸軍医学校跡地で、1989年7月に国立予防衛生研究所(現感染研)の建設工事中には、20年以上前のものとみられる多数の人骨が発見され問題になった。もちろん、その頃の研究者が残っているわけではないが、新型コロナへの対応を見る限り、感染研の前身の機関の立ち上げに関わった元軍医たちの、国策遂行を最優先し、人命軽視と独善的な研究を遂行する体質が、そのまま受け継がれているのではないかと心配にもなる。

新型コロナ対策では、感染者数が急激に増えた際に対応できなくなり混乱をもたらしたが、季節性インフルエンザのワクチンを独占的に差配する権利は、未だに感染研の手中にある。インフルエンザワクチンは、感染研が製造から評価まで管理し、国内メーカーに発注する半官半民のようなワクチンなのだ。

新しい医薬品の有効性と安全性の評価は、基本的に、独立行政法人医薬品医療機器総合機構（PMDA）が行っているが、なぜかワクチンは別だ。インフルエンザワクチンについては、感染研が製造管理から評価まで行う。そのための予算として、巨額の施設設備費と試験研究費が措置されており、感染研の屋台骨をこういったワクチン利権が支えていると言っても過言ではない。

また、インフルエンザワクチンの製造を国内メーカーに限定していることも、感染研に利権をもたらしている。当然ながら、グローバルな製薬企業もインフルエンザワクチンを製造している。しかし、日本で接種できるインフルエンザワクチンは、毎年、国内メーカー製造のワクチンにほぼ限られる。それは、その国内メーカーがより低コストで優れたワクチンを製造できるからではない。厚生労働省の厚生科学審議会予防接種・ワクチン分科会研究開発及び生産・流通部会の資料（２０２２年4月7日）によれば、季節性インフルエンザワクチンの製造株選定にあたっては、まずは、ＷＨＯが推奨する株の中から、「期待される有効性」と「ワクチンの供給可能量」を踏まえて有益性が最大になるように原則として国内メーカーで検討を行う。感染研が製造効率を含め型ごとに推奨順位を決定、厚生科学審議会で検討し、国内メーカーで製造する。つまり、あらかじめ国内メーカーで製造することは決まっており、国内メーカーを欧米のメガファーマとの競争から守っている。その見返りに、国内メーカーから感染研関係者へ天下り先や研究資金が提供されているのではないかと勘ぐりたくなるほど関係は密接だ。

こうした甘い関係を続けている限り、感染研にも国内のワクチンメーカーにも未来はないと思えてならない。２００９年の新型インフルエンザ騒動のときには、感染研と国内メーカーでは、短期間で有効なワクチンを製造できず、感染研は存在意義を失いそうになった。当時、厚生労働大臣だった舛添要一氏は、ノバルティスファーマなどから合計９９００万回分のワクチンの緊急輸入に踏み切った。

驚いたのは、このとき輸入ワクチンの審議に参加した感染研のインフルエンザウイルス研究センター長が、「輸入ワクチンはデータがない」と主張し、あくまで国産ワクチンにこだわったことだ。当然ながらノバルティスファーマ社のワクチンは海外で承認に必要な治験が実施され安全性と有効性が確認されていた。真相は逆で、国内メーカーで製造しようとしていたワクチンは治験が遅れており、データを持っていなかった。

今では「新型インフルエンザ」ではなくなっているが、当時は、ワクチンを一刻も早く死亡リスクの高い人たちへ打つことが喫緊の課題であり、1人でも多くの命を救うためには、国産ワクチンにこだわっている場合ではなかった。それなのに、新型コロナの感染症分科会の一員でもある当時の感染研・感染症情報センター長は、「技術的な問題はあっても、産業育成の観点から国内メーカーを優先するのはやむを得ない」と、国民の命より国内メーカーを守ったと取られかねない発言をしたのだった。

新型コロナ対策でも、前述のように検査法や治療法の開発予算が感染研へ配分され、ロシュ社のPCR検査キットの導入を一時は感染研と厚生労働省が阻もうとした。残念ながら、欧米のメガファーマの研究開発費は膨大で、13億円程度で新たな検査法や治療薬を開発しようと思ってもなかなか太刀打ちできない。何しろ、新型コロナのＰＣＲ検査キットをいち早く開発したロシュ社の２０２１年の研究開発費は、約１６２億ドル（２兆１３８４億円〔１ドル＝１３２円で計算〕）で世界トップだった。新型コロナのワクチンや治療薬を世界中に供給したファイザー社は１３８億ドル（１兆８２１６億円〔同〕）もの研究開発費を計上している。

新型コロナ対策に関連し、東京新聞（２０２０年３月７日）などマスコミは、むしろ、国の財政健全化目標によって、感染研の人員と予算が年々削減されていることを問題視した。しかし、これは筋違いというものだ。予算額が減ったのは、感染研が独立行政法人にならずに、厚生労働省の傘下の国立の研究機関であることを選択した結果だ。２００９年からの民主党政権下で、２０１０年に国立がん研究センター、国立成育医療研究センターなど国の組織が独立行政法人になった際、感染研は、独法化への道を選ばなかった。その理由は、当時の幹部が、独法化すれば、情報公開が義務化され経営状態が透明化されるのを嫌がったからではないか。いまや日本人の死因の１位で注目度の高いがん対策に比べ、感染症対策はそれほど重視されなかったことで独法化の波に乗らずに済んだ面があるだろう。しかし、厚生労働省の内部組織であることで、金銭の流れや使い道、内部留保も不透明になった。

そもそも感染研は研究機関であり、自由競争で検査法や医薬品の開発が行われている時代に、国の機関がワクチンや治療薬の開発に乗り出す必要はない。間違っても、新型コロナ蔓延という非常時に、自分たちの都合や国内メーカーを結果的に優先して、欧米のメガファーマが開発した検査法や治療薬の参入を阻んだり遅らせたりしてはならなかったはずだ。ところが、新型コロナ対策では、国内のPCR検査の全てを感染研の管理下へ置こうとしたことで、PCR検査を受けられる人が限定されたのではないだろうか。

今回、専門家会議、感染症分科会が迷走したのも、米国のCDCのような組織がなかったからで、確かに、パンデミック対策に国の司令塔は不可欠だ。ただ、その際に大切なのは国民の信頼だ。今の国立感染症研究所と国立国際医療研究センターを合併したところで、米国のCDCのような組織に生まれ変われるとは思えない。このまま合体するだけでは、膨大な予算がそこに投入されることで、新たな利権を生むだけではないかと懸念している。いくら「日本版CDC」とかけ声をかけ、米国の真似をしてみても、今の感染研のままでは予算が肥大化するだけで、いざパンデミックが起こったときには再び機能不全に陥りかねない。感染研は一度解体し、厚生労働省とは別の独立した組織にすべきではないだろうか。

PCR検査数を抑制し続けた罪

思えば日本の新型コロナ対策は、最初から迷走の連続だった。すでに忘れ去られていることもあるが、まずはここで、その迷走ぶりを簡単に振り返ってみたい。

日本の最大の失敗は、最初から「検査数を増やせば医療現場が混乱する」としてPCR検査を受けられる人を限定し、ひたすら「3密回避」「クラスター対策」に終始したことだ。当時の安倍内閣で新型コロナ対策の先頭に立っていた厚生労働大臣の加藤勝信氏は、保健所でPCR検査を受ける基準を「37・5度以上の発熱が4日以上続いたとき」に限定した〝A級戦犯〟の1人と言える。この基準のために検査を受けられない〝検査難民〟が続出し、陽性なのか分からないうちに病状が急激に悪化し、手遅れとなって亡くなった人も少なくなかった。

ちなみに、PCR検査は、ポリメラーゼ連鎖反応を意味する英語のPolymerase Chain Reactionの頭文字を取ったウイルス検査法だ。ウイルスの遺伝子（DNA）を増幅させて数を増やし、細胞中にどのようなウイルスがいるか検出しやすくする。コロナウイルスの検出のために開発されたわけではなく、肝炎ウイルスの検査や親子鑑定、遺伝子診断にも用いられている。新型コロナウイルスの有無を確認するためには、鼻咽頭拭い液、鼻腔拭い液、あるいは唾液を採取して、PCR検査を行う。

日本で、PCR検査を受ける基準として、この「37・5度以上の発熱が4日以上」が解除されたのは、2020年の5月のゴールデンウィーク明け。1回目の緊急事態宣言が出されてから約1カ月後のことだった。そもそもこの基準には何の根拠もない。新型コロナの感染者には無症状の人もいれば潜伏期間もあり、いっきに重症化する人もいる。その事実は、ごく初期の段階から分かっていた。あきれたのは、加藤厚生労働大臣が方針転換を表明した記者会見で、37・5度、4日以上の発熱を基準と考えるのは、「我々から見れば誤解」と、責任逃れとみられる発言をしたことだ。

まだワクチンと治療薬がなかった頃の新型コロナ対策は、無症状の人が感染を広げることを前提に、「徹底的にＰＣＲ検査をして、無症状の人も含めて陽性者を自宅やホテル、あるいは医療機関などに隔離する」が世界の基本原則だった。イギリス、ドイツ、フランスなど、感染者数が増えて収拾がつかなくなった国ではロックダウンを行った。

初期段階で不安を回避し、ウイルスを封じ込めるには、症状の有無にかかわらずＰＣＲ検査をするしかない。中国や韓国は、早い段階でＰＣＲ検査を徹底的に行うことで、当初、新型コロナの犠牲者を最小限にすることに成功した。

中でも韓国は、２０２０年2月26日からドライブスルー方式のＰＣＲ検査を導入して話題を呼んだ。利用したことがある人には説明するまでもないが、ドライブスルー方式とは、車に乗ったまま商品の購入やサービスを受けられる形式のこと。日本でもマクドナルドやスターバックスなどで普及している。韓国は屋外にＰＣＲ検査所を設置し、まるでコーヒーを注文するように、車に乗ったまま検査が受けられるようにした。ドライブスルー方式のＰＣＲ検査では、受付から問診表の作成、体温の測定、鼻咽頭拭い液の検体採取まで一連のプロセスにかかる時間は10分程度と非常に短かった。ドライブスルー方式のメリットは、検査所の室内には検査を受ける人たちの出入りがないので消毒などの時間や手間が省け、待機中の交差感染を避けられることだ。検査を受ける人たちは車に乗ったままなので、他の人たちにうつされる心配もなく、好きなことをしながら待ち時間を過ごせる。韓国では、通常形式とドライブスルー方式を合わせ、2020年2月26日9時~27日9時の丸1日だけで1万1414件のPCR検査を実施したという。

加藤厚生労働大臣は、同じ2月26日の衆議院予算委員会でその前の7日間のPCR検査数が約6300件、つまり1日900件程度と報告しており、日本と韓国の差はあまりにも大きかった。日韓対決はいろいろな分野で話題になるが、新型コロナ対策では韓国の圧勝だ。しかも、韓国では、ドライブスルー方式のPCR検査の導入が「新型コロナウイルス対策特別委員会専門家懇談会」で提案されてから、わずか2日後に実施されたという。このスピード感が日本にもあったらと思わずにはいられない。

中国は、PCR検査数は2020年の早い段階で1日100万人以上が受けられる体制を整えた。PCR検査はゲノム医学を応用した検査だが、実は中国は、新型コロナ感染が広がる前からゲノム研究の分野で世界をリードする存在だ。深圳に本社を置くBG

Iグループは、世界66カ国以上で活動する世界最大級のゲノム解析集団で、日本にも子会社がある。

そういった下地があったこともあり、中国では北京市の食品卸売市場で2020年6月11日に集団感染が確認されたときには、7月3日までに同市の人口の半数に当たる合計1005万9000人にPCR検査を実施し、7月5日までに335人の陽性者が確認された。同じ頃、歌舞伎町のある東京都新宿区で集団感染が起きた際に実施されたPCR検査数は、1カ月でわずか1266件に過ぎず、日本の検査体制がいかに脆弱だったかがうかがえる。2020年7月には、共産党の志位和夫委員長が、世界各国の統計を掲載しているウェブサイト「ワールドメーター」の情報から、日本の人口100万人当たりのPCR検査数が215国・地域中159位で先進国の中で突出して低く、セネガル（156位）、ウガンダ（158位）よりも少ないことを指摘した。

一方、中国が徹底的な検査と都市封鎖をして感染の再拡大を防いだのを見て、当初は検査数の少なかったアメリカ、イギリス、ドイツなど世界が検査体制の強化へ動いた。

これに対し、日本では、「37・5度以上の発熱が4日以上」基準の解除後も、PCR検査を積極的に増やさず抑制し続けた。2021年9月2日になっても、人口1000人当たりのPCR検査件数は1・01件で、主要先進7か国で最下位。アワ・ワールド・イン・データ（Our World in Data）によると最も多かった英国は13・66件だったから日本の検査体制はその13分の1だったことになる。日本の感染状況が収束していたというなら検査数が少なくても問題ないが、このとき東京都を含む関東地方、北海道、宮城県、静岡県、大阪府を含む関西地方、沖縄県などは4回目の緊急事態宣言の真最中で感染者はまだ増えていた。日本は新型コロナが広がって1年半経ってもPCR劣等国のままだったのだ。

検査数を抑制したのは、厚生労働省の医系技官のトップが、「PCR検査の結果が陽性だからといって本当に感染しているか分からない」とPCR検査の精度に問題があるとの指摘を繰り返したことが影響している。本当は感染していないのに陽性と判断してしまう「偽陽性」になる確率が1％程度あるから、検査数を抑えたというのだ。

そもそも、この医務技監という次官級のポストは、塩崎恭久氏が厚生労働大臣だった2017年に、医療政策や、国際保健外交の司令塔として創設された。英国の新型コロナ対策でもたびたび登場した首席医務官（チーフメディカルオフィサー：CMO）がモデルで、政治状況に影響されることなく、国家的な公衆衛生事案で首相や大臣をサポートする役割を期待されていた。英国の首席医務官は健康問題に関する政府の最上級顧問で、大学教授である医師や研究者が就く。ジョンソン元首相と一緒に新型コロナ関連の記者会見にたびたび登場したCMOのクリス・ウィッティ氏は、ロンドン大学衛生熱帯医学大学院で公衆衛生及び国際保健分野の教授を務めた科学者だ。

ところが、日本版CMOだったはずの初代医務技監の座に就いたのは、構想時の想定とは異なり、医師の資格は持っているが臨床経験や研究者としての実績が比較的少ない医系技官だった。彼は、非常に優秀な人材であるとは思うのだが、正に国家の司令塔の役割が期待された新型コロナ対策では、PCR検査を抑制した。

この医務技監は、退任後の2020年10月24日に毎日新聞に掲載されたインタビューで、医師が必要と判断した人にもPCR検査ができなかったことに反省の弁を述べつつも、次のように述べた。

前提としてPCR検査がどういうものか考える必要はある。陽性と結果が出たからといって、本当に感染しているかを意味しない。ウイルスの死骸が残って、それに反応する場合もある。ウイルスを吸い込んでも陽性にならなかった人もいる。感染していないが陽性になった人も結構いるとみられ、本当に感染していても7割か8割しか検出できない。PCR検査は完全ではないということは言っておきたい。

この記事を読んで唖然としたのは私だけではないだろう。PCR検査は、近年急速に進歩したゲノム医学を活用した検査で、適切に条件を設定すれば、人為的なミスをしない限り偽陽性は生じない。

新型コロナとは関係がないが、私は1990年代に、ウイルスやカビの遺伝子診断で学位を取った。その当時でさえ、読んだ文献や指導教授から、PCR検査は適切にセットされれば偽陽性は生じないと教えられた。環境中に存在する細菌やウイルスならともかく、コロナウイルスのように、環境中に存在しない病原体であれば、陽性イコール感染を意味する。私の知る限りでは、新型コロナのPCR検査の偽陽性は、海外ではほとんど問題視された気配もない。もしも本当に偽陽性が問題になるくらい発生していたのなら、論文を書いて世界の専門家と議論するべきだったのではないか。

ゲノム医学を活用している検査というと高度な難しい検査と思われがちだが、PCR検査は極めて単純な検査で、機械化も進んでいる。ただし、検査に慣れていない人がやるとサンプルを調整する際に汚染させてしまうということは確かに起こり得る。検査会社でもこういったことが起こる可能性はゼロではない。PCR検査に使う検体を扱うことに慣れていない保健所では、感染者の検体が非感染者の検体に紛れ込んでしまうケースが多発したことは付記しておく。

日本がPCR検査数をいっきに増やせなかったのは、コロナ対策をする厚生労働省の医系技官が、検査の主体を保健所と感染研に限定することにこだわったからではないか。「37・5度以上の発熱が4日以上」、「PCR検査の結果が陽性だからといって本当に感染しているか分からない」と言い続けたのも、保健所やPCR検査を一手に管理しようとした感染研、地方衛生研究所の逼迫を防ぐためだったのではないか。保健所は、医系技官の重要な天下り先だ。国民の命や生活を守るためにPCR検査を増やすのではなく、保健所や感染研などを守るために検査数を抑える方向へ動いたのではないか。

世界的にみると、偽陽性が出るからPCR検査を抑制するというのは、全く根拠のない暴論でしかないことが分かる。香港大学の医師たちが、2020年1月24日に『ランセット』誌に、無症状の感染者の存在を報告して以来、新型コロナの検査をどうするのか議論が続いてきた。

同年6月26日には『ネイチャー』誌に、米国ハーバード・T・H・チャン公衆衛生大学院の研究者たちが、「アウトブレイク（爆発的な感染拡大）の阻止には、検査の感度より頻度が重要」という論文を発表した。このときにはまだPCR検査は高価で、結果が出るのにも時間がかかる検査だったので、PCR検査より感度が劣る抗原検査などの検査でもいいから、できる限り大勢の人に週1回のサーベイランス検査を実施することと陽性者の隔離を組み合わせれば、新型コロナの感染拡大を阻止できるという内容だった。抗原検査は、鼻や喉の粘液や唾液を採取し、ウイルス特有のたんぱく質が検出されるかどうかで、そのウイルスに感染しているかどうかを調べる検査法だ。インフルエンザの検査にも用いられ、比較的安価で簡単にでき、すぐに結果が出るのがメリットといえる。

この研究報告の後、「検査は感度より頻度が重要」が新型コロナ対策の常識となり、世界の国々は、無症状の人を含めてPCR検査など新型コロナの検査を大幅に増やす方向へ動いた。

それでも日本では、医系技官たちが頑なにPCR検査を抑制し、相変わらず「クラスター対策」「3密回避」という非科学的な独自政策が続いた。

興味深いのは、2021年5月7日（オンラインでは3月23日掲載）、『サイエンス』誌に掲載された論文だ。2020年後半に、欧州のスロバキア共和国で国民の3分の2に当たる約360万人に対して迅速に抗原検査を実施した結果が報告された。スロバキアでは、安価で迅速にできる検査法である新型コロナの抗原検査を1週間あけて2回実施し、陽性者を隔離したところ、学校を休校にしたり不要不急の外出を禁止したりしなくても、感染率が約70％も減少したという。英国では2020年11月に1カ月にわたるロックダウンが行われても有病率が30％しか減少しなかったことから、感度がある程度低くても頻回の検査で陽性者を検出して隔離することが、最も感染者を減らせる方法だと示したのだ。正に、「新型コロナの検査は感度より頻度」が裏付けられたと言える。

ＰＣＲ検査の抑制政策は新型コロナの変異株対策にも悪影響を及ぼした。新型コロナのようなウイルスが変異をするというのは、感染症学の世界では常識であり、２０２０年には、世界は必死で変異株対策を始めていた。変異株の検査に必要なのは、ＰＣＲ検査とウイルスの遺伝子情報の全ゲノム解析だ。次世代シークエンサーという機器でウイルスのゲノム配列を解析すれば、「新しい変異株かどうか」「感染ルートはどこか」は、判定できる。

英国で、現在ではアルファ株と呼ばれている変異株が最初に見つかったのは、いち早く「ＣＯＶＩＤ－19ゲノミクスＵＫコンソーシアム」という組織を作り、すぐに15万サンプル以上の検体の全ゲノム解析を実施したからだ。英国は、「10万ゲームプロジェクト」という国家プロジェクトを２０１２年に始動し「ゲノミクスイングランド」を設立、希少疾患やがんの患者とその近親者合計10万人の全ゲノムを調べ、その結果を実臨床へ生かしてゲノム医学を進めている〝ゲノム先進国〟でもある。米国でも２０２１年２月には、バイデン大統領が変異株をいち早く見つけるために「頭金」として２億ドルを投入。国を挙げてウイルスの全ゲノム解析強化に乗り出し、解析できる検体数を大幅に増やした。

ところが、日本では、国立感染症研究所が、変異株を検出するPCR法を独自に開発したと発表したが、検査をするのは、当初は感染研を含む数施設と限定的だった。その後、当時の田村憲久厚生労働大臣が検査拠点を全国に広げたが、その拠点は主に、これまでゲノム解析とはあまり縁がなかった地方衛生研究所となった。すでにゲノム解析は、難病の診断・治療、がん治療にも導入され、日本のゲノム医学はそれほど世界から遅れを取っていない。国内には、前述の中村祐輔医薬基盤・健康・栄養研究所理事長をはじめ、世界有数のゲノム医学の研究者も複数いる。本来は、ゲノム解析のノウハウを持っている大学、研究機関、民間検査センターなども総動員して、官民挙げた検査体制の強化を早急に進めるべきだったが、〝感染症ムラ〟だけで何とかしようとした。ゲノム解析による変異対策を軽視したとしか思えない。

疑心暗鬼をあおり自殺者まで出した「積極的疫学調査」

しかも、日本ではウイルスのゲノム解析の結果が、変異対策などに使われるのではなく、「積極的疫学調査」という日本だけの独特な仕組みのために使われた。例えば、千葉県衛生研究所は、2023年5月8日になってもホームページ上の「新型コロナウイルスのゲノム解析について」という項目の中で、「ゲノム解析の結果は、積極的疫学調査に役立てられます」と説明している。

積極的疫学調査という言葉を、新型コロナの流行後に初めて聞いたという人もいるかもしれないが、実は、感染症法で規定された法定調査だ。研究者の科学的な関心から実施される学術調査とは性格が異なる。実施要領は、厚生労働省の内部研究機関である感染研が作成し、都道府県の関係部局と連携し、実際には保健所が積極的疫学調査を行う。この積極的疫学調査こそ、隔離中心の古い感染症対策の象徴であり、差別を助長する諸悪の根源だったように思えてならない。

この積極的疫学調査は、保健所を中心に次のような流れで進められた。保健所は、新型コロナ感染と診断した医師から連絡が入ると、感染者に電話して過去2週間、どこへ行って誰に会ったか、その行動を細かくヒアリングし、濃厚接触者を探してPCR検査を実施した。そこで新たな感染者が見つかった場合には、その周囲の濃厚接触者にもPCR検査を実施し、芋づる式に感染者を探す。このように感染ルートが分かる集団のことを、厚生労働省の医系技官や専門家会議・感染症分科会の面々たちは「クラスター」と呼んだ。積極的疫学調査の目的はクラスター対策であり、法的な強制力のある行政調査であるため、言いたくないことがあっても拒否できなかった。

日本が特殊だったのは、感染者の周囲の濃厚接触者にPCR検査を実施しただけではなく、当初は過去2週間も遡って「後ろ向き」の調査が行われたことだ。海外でも濃厚接触者に対する検査が実施されていたが、その多くは、「接触アプリ」を活用して判明した濃厚接触者を「前向き」に調査しただけで、過去が問われることはなかった。日本では、過去2週間の行動とマスクの着用状況を洗いざらい調べられ、本人に了解を取ったうえで家族や職場の人に本人が言った行動が本当かどうか〝裏を取る〟作業まで行われた。そのために、こっそり社内恋愛していた、不倫や風俗通い、空出張をしていたなどの秘密がばれてしまう人もいた。

職場、学校などで1人でも身近で感染者が出れば大騒ぎになったが、このときにもPCR検査抑制策があだとなった。感染者が身近に出てもマスク着用の状態で接していた場合には、感染研の決めた濃厚接触者の定義に当てはまらないので保健所ではPCR検査を受けさせてもらえなかったからだ。

だが、この濃厚接触者の定義は非科学的だった。私が編集長を務める医療ガバナンス学会のメールマガジン『MRIC』に、首都圏の保健所で働く保健師がその実態を投稿してくれたので、その一部をここで紹介したい。

その保健師は、次のように指摘した。「(濃厚接触者の定義の)ポイントとなるのは、マスクをしているか、していないかである。その際、マスクの質は問わない。あくまで聞くのはマスクの有無のみである。調査において『マスクをして会っていましたか?』と尋ねた場合、『マスクをして会っていました』という返答だと陽性者と接触があった人であっても濃厚接触者にはならない。そして、マスクをしていた場所は感染場所にはならない。例えば、職場でマスクをしていた場合、職場の人たちは濃厚接触者には該当しないため、職場の人たちに対して追跡調査を行うことはないし、職場が感染場所になることはない」

飲食店で多数のクラスターが起きたとされたのは、単に、マスクを外していたと申告した人が多かったからで、本当はマスクを着けている飲食店以外の場所でも感染拡大は多数起こっていたはずだ。飲食店だけが悪モノになりスケープゴートにされたのも、今となってはナンセンスだ。

ちなみに、布マスクはほとんど意味がなく、不織布マスクでも正しく使わないとかえって感染を広げる恐れがある。感染症分科会長の尾身茂氏は、飲食するときだけマスクを外し、会話をするときにはマスクをする「マスク会食」を推奨したが、感染者が会食中にたびたびマスクに触れれば、感染を拡散させるリスクが増す。マスクを外すときには本体には触らずにゴム部分を持ち、外したマスクは廃棄して手を洗ってから食事をし、その後マスクを着けるなら新しいものに取り換える必要があるが、「マスク会食」でそんなことをしていたら時間がかかって仕方がない。そんなことをした人はほとんどいなかったはずだ。

そして、かなり慎重に不織布マスクを使ったとしても、効果には限界がある。オーストラリアの研究チームが、マスクなど公衆衛生学的介入の効果について、過去に発表された72の研究をメタ解析という方法で総合的に分析した結果を、2021年11月、『英国医師会誌（BMJ：British Medical Journal）』で報告している。その結果によれば、マスク着用と手洗いによる感染予防効果はそれぞれ53％だった。つまり、室内でマスクを着用していても、感染するリスクは約50％しか減らせないということだ。

実は、マスクは、世間で思われているほど効果はない。この研究は、マスクの効果をまだ高く報告している方だ。一般人が利用するサージカルマスクの場合、その感染予防効果は2割程度との報告が多い。世界で最も権威があるとされている「コクラン・レビュー（Cochrane Reviews）」の報告（2023年1月30日公開）では、効果は全くなかったとしている。

こういった研究結果を待つまでもなく、マスクによる感染防御に限界があることは、臨床経験のある医師や看護師なら誰でも知っている事実だ。首都圏の保健師が指摘したように、マスクの質も問わず、マスクの有無で濃厚接触者かどうかを判断するのは、相当無理のある話だった。

それでも厚生労働省と感染研は、濃厚接触者の限定を強行し続け、ＰＣＲ検査数を抑制した。職場などで陽性者が出たけれども、濃厚接触者の定義に入らなかった人たちは、仕方なく、民間のＰＣＲセンターで高額な費用を払って検査を受け、全員が陰性と確認されるまで疑心暗鬼に襲われた。最初のうちは、民間のＰＣＲセンターで陽性になっても、その後、医療機関を受診しなければ新型コロナだという確定診断が得られず、その後、急変して対応が遅れそうになるケースも出た。濃厚接触者を限定せず、感染者の周囲の人や接触した可能性のある人はすべて検査するなど、誰でも幅広くＰＣＲ検査を受けられるようにすれば、このようなさまざまな混乱は起こらなかったはずだ。

また、病気になったら同情されるのが普通だが、日本では新型コロナの感染者はまるで犯罪者のような扱いを受けた。これも、周囲の人も含めて何か罪を犯したかのような取り調べを受ける積極的疫学調査の弊害だ。芸能人やスポーツ選手など、新型コロナに感染したことで謝罪する人まで現れる始末だった。

新型コロナが広がって1年経った2021年初頭に、新型コロナに感染して入院したある男性は、「職場の同僚に感染させてしまったかもしれないと思うと申し訳なくて、入院中も気が気ではありませんでした」と語った。この男性は知人と会食した際に感染したとみられ、他の同席者も陽性になった。特に症状がなかったため会食後も出勤したので、同僚にうつした可能性があったのだ。この男性がコロナ病棟に入院しているときに、他の患者が自殺未遂を起こす事件があり、衝撃を受けたという。

2021年1月15日には、新型コロナに感染して自宅療養中だった東京都内在住の30代の女性が、「迷惑をかけて申し訳ない」という趣旨のメモを遺して自殺した。同年5月にも、福岡県在住の成人女性が、「勤務先でうつしてしまったのではないか」という趣旨のメモを遺してやはり自分で命を絶ったことが報じられた。

新型コロナに感染した後は、その症状の重さとは関係なく、うつになって気持ちの落ち込みがなかなか改善しない場合がある。中国の医師たちは2021年1月、新型コロナ感染者1617人の23％に当たる367人が、不安あるいはうつ状態に陥っていたと『ランセット』誌で報告している。日本で新型コロナ療養中に自殺した人たちも、うつ状態であった可能性もあるが、積極的疫学調査が彼らを追い詰め、自殺に追い込んだ可能性は否定できない。

何しろ、大規模な集団感染が起こると、保健所から県庁の記者クラブに、どこでクラスターが起こったのか、会社名や学校名、飲食店名などを書いたプレスリリースが出された。それが新聞、テレビなどのメディアで報じられ、その会社、学校、飲食店などには苦情が殺到し、インターネットで攻撃を受けるケースも後を絶たなかった。

積極的疫学調査は、国民の人権やプライバシーを侵害する世界的に例をみない強制隔離システムだった。結核などが蔓延した時代の古典的な感染症対策の悪しき遺物といえる。新型コロナが広がった当初、これだけデジタル化が進んだ時代に、保健所と医療機関や都道府県とのやりとりに主にファクスが使われていたことが話題を呼んだが、積極的疫学調査というシステム自体、時代遅れにも程がある。

特に問題だったのは、感染源や感染ルートを特定するための積極的疫学調査が、科学的に感染者数を減らすことが証明されているPCR検査による大規模なスクリーニングよりも優先されたことだ。感染症分科会のメンバーは、「積極的疫学調査がリバウンドを抑えるために大事」と公言してはばからなかった。感染症分科会が2021年2月25日に出した「緊急事態宣言解除後の地域におけるリバウンド防止策についての提言」の中で、既存の調査をさらに強化した「深掘積極的疫学調査」を行うことを提案したくらいだ。

積極的疫学検査について規定した感染症法15条1項では、この調査の実施を、感染症の発生予防と発生の状況、動向及び原因を明らかにする必要があるときに限定している。もともとこの調査は蔓延防止策でもリバウンド防止策でもないわけだ。

それでも、新型コロナの感染拡大を抑える効果があることが実証されているのなら、人権やプライバシーが侵害されても仕方がないと考える人もいることだろう。ところがその有効性は実証されておらず、効果は不明だ。医学の世界では、こういった感染症対策であっても科学的な有効性が認められるためには、調査の方法と研究成果を英語の論文にまとめて国際的な一流医学誌に投稿し、専門家にその内容が精査された上で掲載される必要がある。

国際的に認められた一流医学誌などに掲載された論文は、米国立医学図書館が運営するデータベース「ＰｕｂＭｅｄ」に掲載されている。そこで、このＰｕｂＭｅｄで「積極的疫学調査」の有効性を示した論文があるかを検索してみたが、残念ながら見つからなかった。

つまり、積極的疫学調査は、最前線で調査にあたった保健所の職員を疲弊させ、感染者に自責の念を植え付け、退職や自殺に追い込まれた人もいるというのに、これを続けることが有効な新型コロナ対策だという科学的根拠は現在に至るまで示されていない。国民のためを思えばすぐにこの調査を止め、とにかくＰＣＲ検査を増やしてもよさそうだが、厚生労働省や感染研、感染症分科会の面々は積極的疫学調査を止めようとしなかった。その理由は、この調査が、新型コロナ対策を担当する厚生労働省結核感染症課、感染研、感染症分科会のメンバーが属する〝感染症ムラ〟に新たな利権をもたらしていたからではないかと思ってしまう。

特に、積極的疫学調査やＰＣＲ検査の管理で焼け太りしたのが感染研だ。感染研の予算は２０２０年度64億９６００万円から21年度には１０５億５３００万円、22年度には99億２６００万円でコロナ禍によって急激に増額された。

それだけではない。〝感染症ムラ〟の研究者に配分される研究費も増えている。厚生労働省結核感染症課が管理する「新興・再興感染症及び予防接種政策推進研究事業」は２０１９年度には総額３億４３２０万円だったが、新型コロナ流行後の20年度には10倍以上に予算額が増えて40億５３４１万円を41人に配分した。21年度は36億６３４９万円を37人の研究者へ配分している。

問題は、これらの研究費が一応公募の形を取っているものの、結果的にその配分先が偏っていることだ。新興・再興感染症やワクチンの研究者は全国にいるが、２０２１年度の42の事業のうち、その半分の21事業が、感染研とその関係機関である国立国際医療研究センター、感染症分科会のメンバーに配分された。正に感染症ムラで利権を独占していると批判されても仕方がない状況ではないか。

厚生労働省が政策を仕切ったときに必ずというほど出てくるのが「拠点」、「モデル事業」という言葉だ。モデル事業は補助金事業なので、誰に補助金をつけるかつけないかを厚生労働省の役人たちが決められ恩寵的措置になる傾向がある。厚生労働省の役人と研究者の癒着は、こうして生まれていると考えられる。

迷走を重ねた「クラスター対策」

前述のように積極的疫学調査の目的はクラスター対策であり、一時期はこの対策こそ日本の新型コロナ対策の柱だった。新型コロナのような未知のウイルスへの対応は、省庁や都道府県の垣根を越え、国を挙げた対策が重要だ。そのため、政府は、２０２０年1月30日、新型コロナ対策の要として「新型コロナウイルス感染症対策本部」の設置を閣議決定した。内閣総理大臣が本部長を務め、副本部長には官房長官、厚生労働大臣、新型インフルエンザ等対策特別措置法（特措法）担当大臣（２０２３年1月現在は、新型コロナ対策・健康危機管理担当大臣）が就任。本部長と副本部長以外の全ての国務大臣を本部員としており、正に、国を挙げて新型コロナ対策に取り組む組織と言える。２０２２年11月25日時点で、１００回もの会合を開催してきた。

新型コロナ対策本部は２０２０年2月25日、13回目の会合で「クラスター対策班」を設置し、この対策班が国内の新型コロナ対策の中核を担うこととなった。この頃には、海外渡航歴のない感染者が確認され始めており、設置時の「新型コロナウイルス対策の基本方針」には、次のように書かれている。

「感染の流行を早期に終息させるためには、クラスター（集団）が次のクラスター（集団）を生み出すことを防止することが極めて重要であり、徹底した対策を講じていくべきである。また、こうした感染拡大防止策により、患者の増加のスピードを可能な限り抑制することは、今後の国内での流行を抑える上で、重要な意味を持つ」

クラスター対策こそが、今後の感染拡大を遅らせるためには重要というわけだ。このクラスター対策班は、総勢30人程度のチームで構成され、感染研が担当する「データチーム」と東北大学が担当する「リスク管理チーム」に分かれていた。主な業務は、積極的疫学調査を分析して現状を把握し、「リスク管理案の策定」をすることだった。データチームは感染研、リスク管理チームは東北大学が担当し、国立保健医療科学院、国立国際医療研究センター、北海道大学、国際医療福祉大学、新潟大学などが協力した。

このクラスター対策班の〝顔〟となったのが、「8割おじさん」と親しまれた学者だった。2020年4月15日、クラスター対策班として記者会見を開き、不要不急の外出自粛などの行動制限を全くしなかった場合には、「最悪で約85万人が重篤化して人工呼吸器が必要な状態になり、約42万人が死亡する」との推計結果を公表し「接触8割減の

クラスター対策班は
新型コロナウイルス感染症対策本部の下に設置された

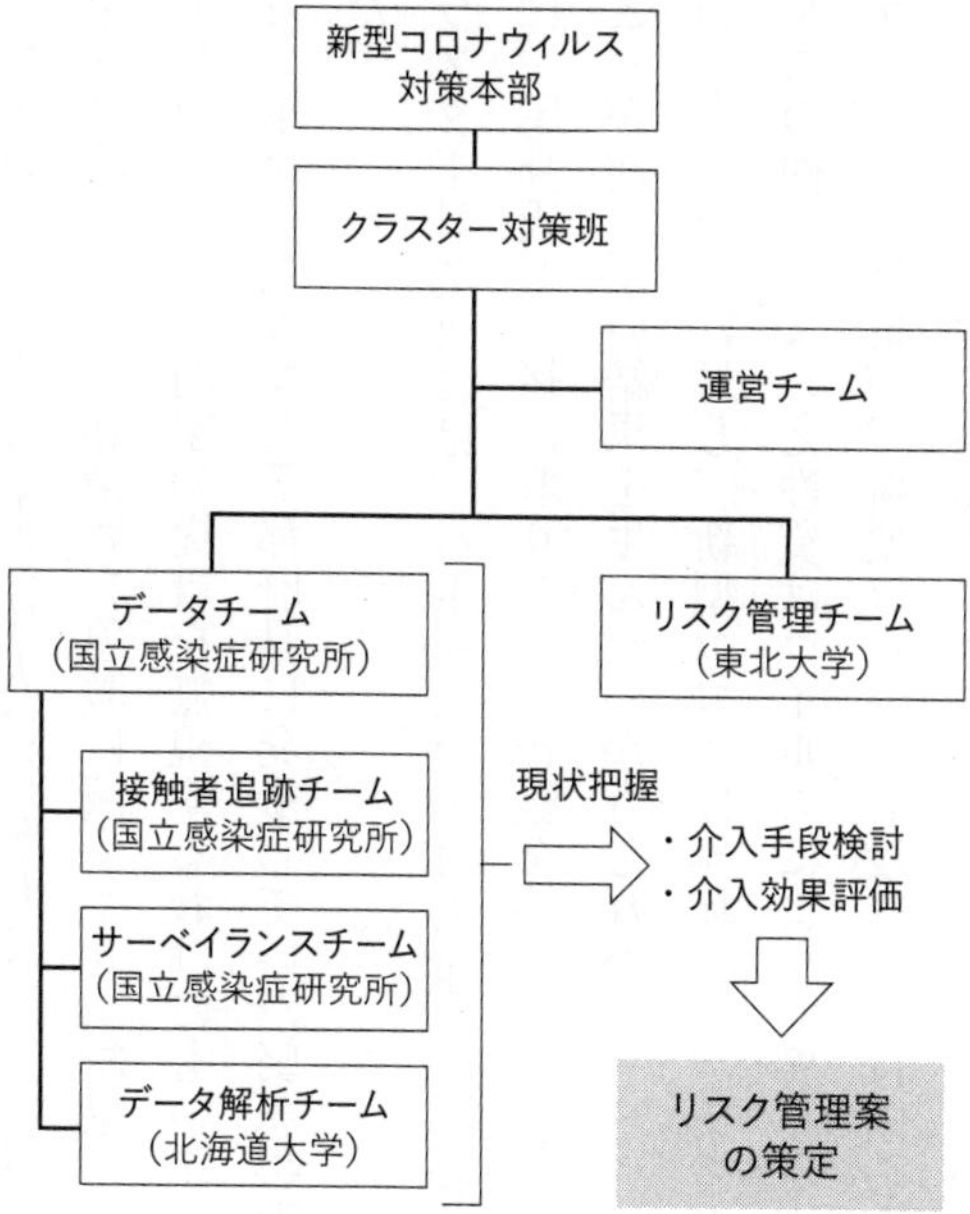

■厚生労働省内に専用の部屋を設けて、対策を検討・実施
■協力機関：国立感染症研究所、国立保健医療科学院、
国立国際医療研究センター、北海道大学、
東北大学、新潟大学、国際医療福祉大学等
（総勢約30名）

出典：厚生労働省の資料より

徹底」を求めた。「例えば1日10人に接触していた人は2人に減らす」といったように接触を8割減らせば、感染者を急激に減少させ、結果として重篤な患者や死亡者を減らせるとしたのだ。専門家の提言を無視するわけにもいかなかったのだろう。安倍政権は翌16日、東京・大阪など7都府県に発令していた緊急事態宣言を全国に拡大する方針を示した。

クラスター対策班には、ベトナムにおける重症急性呼吸器症候群（ＳＡＲＳ）の封じ込めに、尾身氏と一緒に取り組んだ経験を持つ学者も入っていたが、その経験にこだわったことが逆に悪い結果を生んだのかもしれない。ＳＡＲＳでは無症状の感染者がほとんどいなかったのに対し、新型コロナは無症状の感染者が多いのが特徴だ。同じコロナウイルスの仲間とはいえ性質はウイルスによって異なる。ＳＡＲＳには有効だったとされるクラスター対策が、新型コロナにも役立つとは限らない。この議論の際には、無症状感染者がいて、彼らが周囲にうつすことが分かっていた。このような人たちはクラスター対策では検出できないのだから、クラスター対策はほとんど意味がない。厳密なクラスター対策をしているこの時期に、感染が拡大していたのはその証左だ。

よく考えれば、新型コロナが蔓延して85万人が重症化し、42万人もの人が死ぬなら、クラスターを探しても意味がない。クラスター対策班の存在意義もなくなるはずだが、マスコミがその矛盾点を指摘することはなかった。

実は、その頃、日本で問題となっていたのはクラスターではなく、新型コロナの院内感染だった。20年4月14日までに国内では新型コロナによって162人が死亡したが、その約4割を占める64人は病院内か高齢者施設内での感染だったのだ。厚生労働省がPCR検査を規制してきたために院内感染が蔓延したのであって、「接触8割減の徹底」ではその対策にはならない。またその後、映画館やショッピングセンターなどの人出と感染者数の増減とはあまり関連がみられなかったとする分析結果も示された。この知見はその後、NHKなどでも報道されたことを付記しておく。

そもそも新型コロナ対策の中心となる政策を医師免許を有する理論疫学者が担ったことに、私は違和感を覚えた。院内感染が一旦起こればいかに管理が難しくどれだけ大変かは、経験した医師でなければ想像もできない。

私は、血液内科の医師として働いていた頃、白血病患者の骨髄移植を担当し、数名の患者を院内感染で亡くした苦い経験がある。骨髄移植では免疫機能が大きく落ちるため感染症にかかりやすくなってしまうのだが、院内感染が起こったときには本当に動揺した。院内感染が起こったことを遺族に説明する際の気まずさ、民事訴訟になるのではないかという心配など、当時のことを思い出すと今でも胃が痛くなる。そのときの経験から学んだのは、院内感染対策は、感染者を早期に発見し、とにかく早く隔離するしかないということだ。

新型コロナワクチンの開発前には、海外でもクラスター対策は行われていた。だがその方法は、感染者を見つけたら、接触アプリを使って同じ場所にいた人を捜し、接触した可能性のある人に対してPCR検査をして陽性となった人を隔離するというのが標準的だ。正に院内感染対策と同じで早期発見、早期隔離が必須だった。日本が特殊だったのは、PCR検査を徹底的に実施してウイルスを封じ込めた中国や韓国、台湾などの成功事例は無視して、クラスター対策班も感染症分科会も厚生労働省の医系技官も、クラスターの早期発見と積極的疫学調査をすれば、PCR検査拡大は不要という方針を取り続けたことだ。

クラスター対策班の中心となった別の学者は、２０２０年3月22日に放送された「NHKスペシャル：〝パンデミック〟との闘い～感染拡大は封じ込められるか～」に出演し、こんなふうに語っていた。

「このウイルスでは、80％の人は誰にも感染させていません。つまり、すべての感染者を見つけなければいけないというウイルスではないんですね。クラスターさえ見つけられていれば、ある程度、制御はできる。むしろ、すべての人がPCR検査を受けるようなことになると医療機関に多くの人が殺到して、感染している一部の人から感染が広がってしまうという懸念があります」

しかも、あろうことか、「PCR検査を抑えていることが、日本が踏みとどまっている大きな理由なのだと考えられます」と話したのだ。日本でたまたま死亡者数が少ないことが、検査数を抑えているお陰だというような非科学的な理論は本来成り立たない。

多くの患者が院内感染によって命を落とし、かなりの数の国民が緊急事態宣言による失業や減収に苦しんでいる中、「このままでは40万人以上が亡くなる」と国民を脅しただけでも罪深いのに、これほど筋違いな発言をするとは、私は耳を疑った。繰り返すが、クラスター対策に固執し、PCR検査数を抑え続けた医系技官とそれを後押しし続けた専門家たちの罪は重い。クラスター対策班の方針や見通しが、間違っていたことはその後の経過を見れば明らかだが、私が知る限り、そのメンバーが過去の発言を撤回し謝罪したという話は聞かない。

エアロゾル感染をめぐる不可解な対応

日本のクラスター対策のために行われた積極的疫学調査は、保健所の手間とPCR検査数を減らすために、マスク着用のまま接触した人は、濃厚接触者から外すという欠陥がある方法だったわけだ。最初のうちは、病原体を含んだ唾液、鼻水、痰などの飛沫による「飛沫感染」と病原体を含んだ唾液や体液などへの「接触感染」が主流だと考えられていたが、多くの報告によって、2020年4月後半にはウイルスへの見方が変わってきた。

新型コロナのウイルスは、まだ症状が出ていない潜伏期間にもウイルスが排出され、周囲に感染が広がる。特に、症状が出る直前の1～2日間にウイルスの排出量が高まることも分かってきていた。

2020年4月27日には、中国の武漢大学の研究者が、病院の患者用トイレが新型コロナの浮遊RNAのたまり場だったと、『ネイチャー』オンライン版で報告した。同じ頃、中国の研究者が、2020年1月4日～2月11日までに湖北省を除く中国全土で起きた3人以上の集団感染者7324人の感染状況を調べたところ、1件以外の集団感染を除き、全例が屋内で感染していた。ウイルスは鼻腔や咽頭だけではなく、唾液や便にも含まれ、飛沫によって感染が広がるだけではなく、空気中に浮遊するエアロゾルと呼ばれる微細な粒子に含まれる病原体を吸い込むことが主な感染経路であることが明らかになってきたのだ。

米国テキサスA&M大学の研究チームは、2020年6月11日、『米国科学アカデミー紀要（PNAS：Proceedings of the National Academy of Sciences）』オンライン版に、「新型コロナの主要な感染ルートはエアロゾル感染である」と発表した。

つまり、すでに2020年の4～6月には、世界では屋内でのエアロゾル感染を抑える対策が重要であるとされ、日本の独自路線であるクラスター対策は意味をなさないと分かっていた。本気で感染経路を解明しようとするなら、直接会話や接触をした人だけではなく、同じ場所にいた人もすべてＰＣＲ検査をして感染の有無を調べるべきだったのだ。さらに、トイレやエレベーターなど同じ空間を時間差で共有した人の感染も調査する必要があった。

ところが、感染研と厚生労働省は、エアロゾル感染の可能性は無視したまま、単に保健所の負担とＰＣＲ検査数を抑えるためか、濃厚接触者の範囲を限定する方向へ動いた。２０２０年4月には、濃厚接触者の定義を「接触したのが発症２日前以降で、１メートル以内の距離でマスクなしで15分以上話した人」「マスクを問わず長時間車に同乗した者」「同居者」に限定した。残念なことに、１メートル以内の距離でマスクなしで15分以上話した人しか感染しないという科学的な根拠はない。

感染研は、２０２２年1月に北海道釧路市で開催されたアジアリーグアイスホッケー大会で、１７２人の新型コロナ感染者が出た集団感染の報告書をまとめているが、感染した選手からエアロゾル感染によって整氷担当者や観客が感染したと指摘している。アイスホッケー場のような広い場所でエアロゾル感染が起こるのなら、接触した人だけ調べても意味がない。ただ、この報告書を出したのは2022年5月のことで、感染研は同年1月になっても、新型コロナの感染経路を飛沫感染と接触感染とし、エアロゾル感染に否定的だった。

2020年7月に「エアロゾル感染の可能性は排除できない」としながらも、慎重な姿勢を示していたWHOでさえ、2021年4月末、ウェブサイトでエアロゾルによる空気感染の危険性があることを認め換気の必要性を訴えた。WHOがなかなかエアロゾル感染の可能性を公式に認めなかったために空気感染を前提とした対策が遅れたことは、欧米の専門家から強く批判された。

感染研の対応はそれよりさらに遅かった。WHOの見解などを受けて「世界の知見とは異なる」として、感染症分科会には入っていない国内の科学者が感染研へ公開質問状を出したこともあって、エアロゾル感染を新型コロナの感染経路に加えたのは2022年3月末のことだ。対応の遅さが批判されたWHOよりも1年も後だったことになる。もっと早くからエアロゾルによる空気感染を前提としていたら、救えた命があり、閉店しなくて済んだ飲食店も少なくなかったのではないだろうか。

何しろ、新型コロナウイルスは、接触感染と飛沫感染の寄与は低く、エアロゾル感染によって広がることが世界の常識となってからは、日本のクラスター対策はほとんど無意味だったことが分かっている。実は、世界の専門家の間で、新型コロナのエアロゾル感染の可能性が指摘され始めたのは、日本で起こったダイヤモンド・プリンセス号事件がきっかけだ。あのとき、専門家会議のメンバーや感染研の研究者など、データを独占していた人たちが誰でもいいから、ダイヤモンド・プリセンス号で起こったことをもっと詳細に調査して論文にまとめていたら、世界に先駆けて、新型コロナがエアロゾル感染することを突き止められたかもしれない。しかし、感染研所長で専門家会議座長だった脇田氏らが欧州の専門誌『ユーロサーベイランス』で2020年6月に発表した「ダイヤモンド・プリンセス・クルーズ船の乗客と乗組員の新型コロナ発生の記述的研究」では、「空気感染ではなく、密接な接触（飛沫及び直接接触）が、船上での新型コロナ拡散の主な原因である」と結論づけてしまった。空中をただよったウイルスが空調のダクトを通じて違う部屋に入ったり、同じ空間にいた人たちがエアロゾル感染を起こしたりした疑いがあったのにもかかわらず。

ダイヤモンド・プリンセス号の事例は、新型コロナの感染が広がったこの3年間でも世界にかなりのインパクトを与えた事件の一つだ。その調査報告の発表の場を世界の一流医学誌の『ニューイングランド・ジャーナル（New England Journal of Medicine）』、『ランセット』『米国医師会誌（JAMA：Journal of the American Medical Association）』などではなく、『ユーロサーベイランス』という専門誌にしたのは、なぜなのだろうか。いずれにしても彼らの責任は重い。

確かに、厚生労働省や感染研のダイヤモンド・プリンセス号への対応は、感染症の専門家からもかなり批判を受けた。それでも、自分たちのミスを隠すのではなくきちんと感染拡大の原因を真剣に検証し、エアロゾルによる空気感染の可能性を指摘できていたら、日本独自のクラスター対策や濃厚接触者の限定などという無意味なことをしなくて済み、新型コロナの犠牲者も減らせたかもしれない。また、空気感染対策には部屋の換気をよくすることが重要で、飛沫対策として飲食店のテーブルの上に設置されたアクリル板のパーティションなどはむしろ有害とされる場合すらある。これらに使われた補助金も削減できた可能性がある。

クラスター対策班は、いつの間にかメディアでも見かけなくなったが、なぜ、世界的に新型コロナの感染経路はエアロゾル感染が主流だと分かってからも、方向転換をできなかったのか。実はよくよく調べると、2020年7月30日にアドバイザリーボードはエアロゾル感染の危険について言及はしている。しかし、厚生労働省が公開している議事概要を見ると、エアロゾル感染の危険について肯定しているのか否定しているのか、実に議論が不明瞭であり、少なくとも厚生労働省はこの時点でエアロゾル感染を前提に感染対策を変更してはいない。次のパンデミックに備えるためにも、その原因を検証すべきだろう。

第2章

厚生労働省が迷走する歴史的、構造的背景

患者・国民目線が薄いのは明治時代からの伝統

世界同時に起こった新型コロナパンデミックによって、厚生労働省の医系技官、感染研、感染症分科会のメンバーなど「感染症ムラ」の住人が、国民の命を守るよりも、自分たちの都合を最優先に考えているように私には見えた。日本の新型コロナ対策では、そもそも患者目線、国民の命を優先する姿勢が欠如しているが、これは今に始まったことではない。その背景には、ヨーロッパの国々とは異なり、行政担当者や法律家、医師などに顧客を優先するプロフェッショナリズムが根付かなかった日本の歴史的な不幸という根深い問題がある。

すでに日本の約1年も前からマスクを手放し、自由を享受する米国やヨーロッパの国々と日本との決定的な違いは、個人の権利、クライアント（顧客）を優先するか、国の体面を優先するかだ。日本のコロナ対策に関わる厚生労働省の医系技官、感染研や感染症分科会の面々は、クライアントであるはずの国民の命や権利ではなく、国の体面と自分たちの都合を優先させてきたとしか思えない。

ヨーロッパの国々が、クライアントの権利を優先する姿勢を取るようになった歴史は古く、紀元前500年頃の古代ギリシア時代に遡る。古代ギリシアは世界で初めて民主制を取り、１人の専制君主や少数の貴族だけではなく、身分に関係なく市民を政治に参加させた。当時の市民は男性だけで、現在の民主主義に比べればその権利は限定的だが、顧客の利益を第一に考えるプロフェッショナル（専門職）の基本原理は、その頃から根付き始めていた。ヨーロッパで古くからプロファッショナルと位置付けられたのは、聖職者と法律家、医師の３つの専門職だ。これらのプロフェッショナルの仕事は専門性が高く、やろうと思えば簡単に素人を欺ける。したがって、市民の信頼を得るには、高度な自己規律が求められる。

医師の場合は、人命を尊重し、患者のための医療を施すことを誓う「ヒポクラテスの誓い」がそれにあたる。1948年に世界医師会で採択されたジュネーブ宣言はこのヒポクラテスの誓いに基づき、今も医師の倫理規範となっている。

ヨーロッパの国々はその後、アフリカや南米などに進出して他国を植民地支配し、奴隷貿易を行うなど悪質な人権侵害をしていたので、欧米の方が優れていると主張するつもりは毛頭ない。ただ、日本の医系技官に、患者目線が欠如しているのは、歴史的な背景もあるのではないかと指摘したいだけだ。プロフェッショナルが、社会から免許のような形で専門的な技術を提供する権利と報酬を与えられる代償として、道徳心と誠実さをもって顧客の利益を第一に利他的な奉仕を行う職業倫理は、ヨーロッパや米国で受け継がれた。

近代国家が成立する前の時代には、法律家や聖職者、医師といったプロフェッショナルを育成する大学の多くは、教会や学生による自治などによって設立された。例えば、13世紀に設立され、法学部、神学部、医学部があったパリ大学は、ヨーロッパの学生を対象にしたカトリックの大学だった。英国ではイングランド国王のヘンリー2世が、国内の学生がパリ大学で学ぶことを禁止したために、パリから引き揚げてきた学生らがオックスフォード大学を設立した。米国テキサスのベイラー大学はキリスト教バプテスト派の経営する大学だ。余談だが、がんなどの患者に対する緩和ケアの中にある「スピリチュアルケア（魂の痛みに対するケア）」というのは教会がやるケア、教会がかかわらず医療者が行うのが「メンタルケア」だ。日本では混同されがちだが、欧米ではどの専門職がやるケアかで明確に線引きがなされ、それぞれ、他の専門職の仕事には立ち入らないという職業規範がある。

プロフェッショナルは、高い報酬を得る代わりに、自分の職業規範と道徳心を持ってクライアントと社会のために尽くす。ドイツ・ナチスの軍医たちが、１９４５年に始まったニュルンベルク国際裁判の継続裁判（医師裁判）で裁かれ処刑されたのは、プロフェッショナルの職業規範から大きく逸脱した人体実験を行ったからだ。この裁判の結果、１９４７年には、非倫理的な人体実験を禁じ、人間を対象とする医学研究に対する倫理原則を決めた「ニュルンベルク綱領」が策定された。この倫理原則は、１９６４年に世界医師会の総会で採択された「ヘルシンキ宣言」に受け継がれた。

一方、日本では、明治政府が国の官僚機構を作り法律家を養成するために、東京大学法学部などを設立した。日本の古い私立大学は、その起源は法学校だ。明治維新後に旗本や譜代大名がいなくなった神田周辺に設立されたのが、明治大学、法政大学、中央大学、専修大学、日本大学の前身となる法学校だった。当時の司法省法学校はフランス語、東京大学は英語で授業をしていたが、私立大学は日本語で授業をするのが売りだった。日大は、1889年に大日本帝国憲法が発布されたのをきっかけに、初めて日本語で大日本帝国の法律を教える日本法律学校として、当時の司法大臣で長州出身の陸軍軍人、山田顕義《あきよし》氏が設立した。

東京大学、そして、次々と設立された私立の法学校の学生に教科書を売るために出版社も設立された。今でも神田周辺に出版社や書店が多いのはその名残だ。官僚や法律家の育成を目指して設立されたためなのか、国立大学も私立大学も、法学部卒業生は、市民、国民ではなく、未だに国の都合の方を優先する傾向があるように思える。私の知る限り、そんな国は、民主主義国家の中で日本だけだ。

日本の医学部、医療界も同じように、患者目線が根付いているとは言い難く、明治時代の雰囲気を引きずっている。診療所、クリニックで患者の診療にあたる医師は「町医者」と呼ばれ、大学病院の教授はまるで、江戸時代に幕府や大名に召し抱えられた「御典医」のような扱いだ。患者を第一線で診る町医者は、御典医より下に見られているのだ。

医師でもある医系技官に顧客優先のプロフェッショナリズムが根付いていれば、「保健所や医療機関の逼迫を抑えるためにＰＣＲ検査を抑えよう」などという発想は出てこないはずだ。特に、感染症法の強制入院規定は、日本の感染症対策の問題点の象徴だ。すでに21世紀だというのに、日本では、新型コロナ発生以降、社会の防疫のために国民の人権は無視して積極的疫学調査を実施して隔離を優先した。感染者の検査や治療体制の強化は軽視したうえに、世界の最新の知見は無視する有様だ。明治時代に内務省衛生警察が所管した伝染病予防法の影響が色濃く残っているとしか思えない。顧客優先の姿勢を取っていれば視点もグローバル化し、世界の知見にも目が行くはずではないだろうか。

本来、プロフェッショナルはクライアントである国民のことを第一に考える。日本の新型コロナ対策に患者目線、国民優先の視点が決定的に欠けている。これは、明治時代に先進国のまねをしてトップダウンで法律を作り、第２次世界大戦後も、国民が勝ち取ったというよりは、米国の連合国軍総司令部（ＧＨＱ）が作った憲法によって、国民主権が進んだ影響ではないだろうか。

医系技官のシステムを作ったのはＧＨＱだった

日本の新型コロナ対策の迷走は、厚生労働省の医系技官たちが、国民の命や人権ではなく、保健所や自分たちの都合を優先する方向へ進んでいることが原因ではないか。医系技官は医師免許を持つキャリア官僚で、厚生労働省だけではなく、内閣官房、内閣府、総務省、法務省、外務省、防衛省、都道府県にも配属される、総勢約３００人の一大勢力だ。厚生労働省内では、官僚の中で最上級のポストである事務次官級の医務技監と、医政局長、健康局長などのポストを担当してきた。

医系技官が特殊なのは、医師国家試験に合格しているという理由で、国家公務員試験が免除されていることだ。他のキャリア官僚とは異なり、書類審査・小論文・グループディスカッション・性格検査・面接で選考される。国家公務員の総合職には、工学区分、数理科学・物理・地球科学区分といった理系公務員の技官もいるが、彼らには国家公務員試験が課されている。他にも、薬剤師の資格を持つ厚生労働省の薬系技官は、「化学・生物・薬学」区分の国家公務員試験に合格することが採用の条件になっているが、大学時代の専攻を問われることはない。つまり、試験さえ通れば、誰でもなることができる。医系技官の登用の仕方は国家公務員の中でも極めて特殊だ。

もう一つ、医系技官が国家公務員の中で特殊なのは、自己都合で辞めない限り、ほぼ全員が「指定職」を経験できるポストが確保されていることだ。指定職は、一般企業の役員クラスに相当する幹部国家公務員を指す。給与や退職金は、課長職以下が民間企業の従業員に準ずるのに対し、指定職は企業の役員報酬にならって設定される。医系技官の指定席である事務次官級の医務技監、健康局長などの局長ポスト、成田空港検疫所長、地方厚生局長などの施設等機関の幹部ポストも指定職に当たる。

「日本の統計2022」によると、2019年1月現在の指定職は、全省庁を合わせて980人と、約28万人の国家公務員のたった約0・3％で、そこまでたどり着けるのはごくわずかだ。同じように国家公務員試験なしで採用されている看護、栄養、獣医系技官などは、最高でも本省課長止まりで終わる人が多いことを考えると、いかに、医系技官が優遇されているかが分かる。

指定職までたどり着けば、課長クラス以下の一般職と比べて退職金の額も大きく跳ね上がり、天下り先も確保される。これが、どんなに優秀で生真面目な医系技官でも保身に走る理由なのだと考えられるが、その問題に触れる前に、厚生労働省と医系技官誕生の歴史を振り返ってみたい。

旧厚生省は、1938年1月、国民の体力向上、結核等伝染病への罹患防止、傷痍軍人や戦死者の遺族に関する行政機関として、内務省から衛生局および社会局が分離される形で、設置された。設置当初は1官房5局(体力局、衛生局、予防局、社会局及び労働局)からなり、外局として保険院が置かれていた。設立当初は、内務省から職員を厚生省へ出向させる形になっていた。1947年には労働行政部門が分離・独立したが、中央省庁再編に伴い、労働省と再統合されて厚生労働省になったのは、2001年1月6日のことだった。

他の省庁でも、専門知識や専門資格を持った「技官」と呼ばれる公務員がいるが、医師が厚生行政を行う医系技官のシステムは、戦後、GHQが創設した。今の中国である中華民国に侵攻し始めていた日本では、1938年、陸軍の要請で、健兵健民政策、徴兵制度を推進するために、内務省から厚生省を分離した。これが旧厚生省の始まりだが、戦時中に同省を仕切っていた東京帝国大学法学部卒の高級官僚たちの責任を重く見たGHQは、医系技官制度を創設し、医務局、公衆保健局、予防局の局長ポストを医師である技官たちに限定したのだ。

戦後の日本では、感染症が蔓延し、多くの国民が栄養失調に苦しんでいた。感染症、飢餓、疾病から地域社会を守る公衆衛生の概念も、戦後、GHQを通して米国から導入された。広辞苑（第六版）では、公衆衛生とは、「国民の健康を保持・増進させるため、公私の保健機関や地域・職域組織によって営まれる組織的な衛生活動」と説明している。日本国憲法第25条に、国の責務として公衆衛生の向上と増進が謳われるようになり、医学部のある大学、医科大学に公衆衛生学教室が次々と設置された。日本で最も古い東京大学の公衆衛生学教室でさえ１９４７年の創設であり、わが国の公衆衛生の歴史は浅い。

こういった状況だった戦後の日本で、医師が公衆衛生や医療行政を担うことは合理的だとGHQのマッカーサー司令官らは考えたのだろう。何しろ、明治時代から第２次世界大戦前まで、感染症対策などの衛生行政は内務省衛生局が担当した。実務を担当したのは内務省が直轄していた警視庁で、「衛生警察」と呼ばれていた。戦前はたびたびコレラが流行したが、感染者は「コレラ病」と書かれた旗を掲げた状態で移送・強制隔離され、感染を隠せば密告され、予防対策をしなかった者は衛生警察に逮捕された。1938年には厚生省が設置され、内務省から衛生局が移管されたが、それまでは警察が感染症対策に当たっていたようだ。そんな強権的で、感染者の差別を助長する感染症対策警察組織から切り離し、主導できる人材として、医師である医系技官が適任だとGHQは考えたのだろう。

確かに、戦後の混乱期には、「医系技官」という制度の導入は合理的だったのかもしれない。過去には、精神障害者の人権保護と待遇改善に取り組み、ハンセン病に対する隔離・差別を生んだ、らい予防法の廃止を1996年に実現させ、国家賠償訴訟では証人となって患者勝訴に導いた大谷藤郎氏など、素晴らしい実績を持つ医系技官もいた。

しかし、国民の命や健康よりも、医系技官は組織を守ることを優先するようになり、そういった気骨のある医系技官は姿を消したように思う。新型コロナ対策でも、政府への抵抗とサボタージュを繰り返し、結果的に、国民よりも保健所と感染症ムラの利権を守る方向へ動いていないか。

医系技官の中にも、もちろん優秀な人材はいる。ただ、数が少ないので、優秀な人材は、診療報酬を担当する保険局医療課、医師不足対策などの医療政策を打ち出す医政局など、重要性が高い特定のポストに集中的に登用されることが多い。保険局医療課長や医政局の課長などを歴任するのが、医系技官のエリートコースだ。官僚の世界では東大法学部出身者が主流だが医系技官には東大医学部出身者は意外と少なく、伝統的には慶應大医学部出身者が医系技官の中心となって仕切ってきたようだ。

失策の責任を取らず天下る医系技官たち

振り返ってみると、横浜に寄港したクルーズ船ダイヤモンド・プリンセス号に停留を命じ、検疫を指示したのも医系技官だった。「ゴジラのような大きな咳をする人がいない限り、感染しない」と、ダイヤモンド・プリンセス号の下船者受け入れに関する住民説明会で言って批判された、当時の東海北陸厚生局長も医系技官であり、このとき厚生労働大臣だった加藤氏に厳重注意を受けた。

医系技官が大きな関心を持っているのは退官後のポストだろう。そして、在職中からいわゆる厚生労働省の研究班に配分される科学研究費の配分などを通じて、人脈作りに精を出すと同省の関係者からきいている。この厚生労働省科学研究費をめぐっては不祥事も起こっている。

2007年3月には、保健医療部長として埼玉県に出向中だった医系技官が、分担研究費として2年間に受け取った総額370万円の研究費のうち、210万円をだまし取って逮捕された。京都府立医科大学教授が主任研究者を務める研究に、事件当時保健福祉部長として出向していた鹿児島県から部下を分担研究者と経理担当者として送りこみ、余剰金となった210万円を返還せずに銀座での豪遊に充てたというのだからあきれてものが言えない。ちなみに、この元医系技官は詐欺罪が確定し、医師免許を取り消されている。

医系技官は銀座での遊興が好きなのだろうか。新型コロナの感染拡大で政府が国民に外出と会食の自粛を促していた2021年3月には、厚生労働省の職員23人が深夜まで銀座の居酒屋で送別会を開いていたことが発覚し、企画者として老人保健局老人保健課長だった医系技官が更迭された。東京で緊急事態宣言が解除されて３日後のこととはいえ、世間はまだ自粛ムード一色だったため、当時の厚生労働大臣の田村憲久氏が謝罪会見をするはめになった。この一件で、出世コースを外れたかに見えたこの医系技官は、まるで何事もなかったかのように、２０２２年にはエリートコースの一角を占める保険局医療課長に就任した。

彼らは非常に狭い世界で生きており、退官後も医系技官としての経験を振りかざして保健所、医療関係団体などに天下る。新型コロナ対策で医系技官が、結果的に国民の命や検査体制の拡充よりも、保健所を守ることに必死になったのも、将来の天下り先を死守するためだったのではないのだろうかと思ってしまう。

世界の専門家が、『ランセット』や『サイエンス』『ネイチャー』誌などの国際医学誌や科学誌で議論を繰り広げ、次々と新しい知見が報告されても、新型コロナ対策を変えないのは、そういった医学誌を読みこなす実力がないと疑われるだけではなく、患者目線が欠如しているからとしか思えない。

また、天下り先としては、医師不足に悩む地方自治体もターゲットとなっている。例えば、神奈川県副知事の1人もかつて旧厚生省に入省した医系技官で、灘高校の先輩の黒岩祐治知事から招聘された。

大学教授になって、医系技官のように厚生労働省の内情に詳しい者しか応募できないような政策科学推進研究費を入手する元医系技官も複数いる。東京医科歯科大学には、2019年4月に東京都地域医療政策学講座という寄付講座が開設され、元医系技官が特任教授に就任した。寄付講座は、民間企業や行政からの寄付によって運営される講座のことで、近年、医学部には寄付講座が増えている。ちなみに、前述の東京医科歯科大の寄付講座には、東京都が4000万円を寄付した。地域医療構想や医師確保計画をはじめ、都の保健医療施策の進展に向けた調査・研究を行うというが、大学病院が林立し医師が比較的多い東京都が、都民の血税を払って医師確保策の検討を元医系技官にゆだねる意義はどこにあるのだろうか。

さらに品格が問われるのは、セクハラ問題で2018年4月に懲戒処分を受け同年7月に退職した医系技官を、その5カ月後に保健福祉部顧問として採用した茨城県だ。この医系技官は、女性職員を食事に誘うメールを1年間に400回も送り宿泊を伴う出張にも誘っていたセクハラ行為で告発され、戒告処分を受けた。茨城県は、この医系技官のもともとの肩書と経験を買ったようだが、いくら医師不足に悩む県とはいえ、これだけハラスメント問題への市民の目が厳しくなっている時代に節操がなさ過ぎる。

私もこの年齢になってきて分かってきたが、50代になると企業戦士や公務員でも先が見えてきて、大学時代の剣道部の仲間などとも退職後の身の振り方がよく話題になる。国は65歳定年の政策を進めているが、そこまで高い給料を維持しながら働ける人はかなりまれで、年金が支給されるまでどうやって収入を得るか皆必死なのだ。

先日も、東大剣道部時代の1つ上の先輩が、大企業を早期退職して新たな観光事業を始めたということで、仲間と一緒に見学に行った。官僚や大企業の幹部になった仲間も多いが、それぞれ第二の人生の身の振り方には苦労している。つくづく実感するのは、指定職を経験することで、ほぼ全員が保健所や自治体、医療関係団体、医学部のある大学などへの天下り先が準備される医系技官はやはり特殊な集団だということだ。

医師免許を持っているのだから、臨床現場に戻る選択肢もあるはずだが、医系技官のほとんどはそんなことは眼中にないようだ。

「小医は病を癒やす　中医は人を癒やす　大医は国を癒やす」

少なくない医系技官たちは、このようなスローガンを掲げ、公衆衛生の専門家である「大医」だと自称してきた。もともとは、中国の唐時代の孫思邈《そんしばく》という医師が唱えた言葉らしい。医系技官たちは、第一線で患者の診療に当たる臨床医は小医と見下し、国や行政を動かす医師こそ上医だと考えているようだ。そんな医系技官ばかりとは思いたくないが、少なくない医系技官は利権を拡大して天下り先の確保に必死になっていないか。新型コロナは、多くの国民の命と健康を奪い、コロナ禍で失業者や自殺者も増えた。医系技官は国民のために全力で仕事をするべきだ。

医系技官の迷走を止められない政治家たち

新型コロナ対策で医系技官や感染症分科会などの感染症ムラが、国民の命よりも自分たち感染症ムラの都合を優先する方向へ動いても、政府や政治家がそれを止められれば、ここまで日本の新型コロナ対策は迷走しなかったはずだ。

しかし、政治家は彼らの暴走を止められなかった。菅義偉前首相は、在任中、東京五輪開催などをめぐって感染症分科会のメンバーと何度か対立し、その迷走を止めるどころか、2021年10月、逆に退陣に追い込まれた。そして、一部のマスコミが専門家を後押しする構図が出来上がっていった。

朝日新聞は、菅氏が退陣を表明した翌日、「菅首相1年で退陣へ　対コロナ　国民の信失った末に」と題した社説に次のように書いている。


専門家の懸念や閣僚の進言を無視して、東京五輪・パラリンピックを強行したのも、国民的な盛り上がりを背に衆院を解散し、選挙戦の勝利を総裁選の無投票再選につなげたいという思惑からだとみられた。

この間の内閣支持率の低下、東京都議選やおひざ元の横浜市長選での自民党の敗北は、自らの政治的な利害を優先し、根拠なき楽観論に頼って感染拡大に歯止めをかけられない首相の姿勢が、国民から見透かされた結果に違いない。

（『朝日新聞』2021年9月4日付）

私は、特に菅政権を支持していたわけではないが、この論調には違和感を覚えざるを得なかった。専門家会議改め感染症分科会の面々が、新型コロナ対策について、科学的な研究に基づいた世界標準の提言をしていたというのなら話は別だ。しかし、日本の専門家集団と医系技官たちは、政府がいくら求めてもPCR検査を増やさず、「クラスター対策」「3密回避」などと非科学的な対策に終始し続けた。

例えば、菅氏が退陣する2カ月前の2021年8月、感染症分科会は、「感染爆発が抑えられない場合には、ロックダウン（都市封鎖）の法制化に向けた議論をしなければならなくなる」との認識を示した。菅氏は、ロックダウンに否定的な見解を示したと報道されている。その頃、人口当たりの感染者数が日本の約2倍で死者数が3・6倍だったフランスでは、国民のワクチン接種が進んだこともあって、行動制限を緩和するなど、欧米諸国は、新型コロナ前の生活に戻ろうと舵を切り始めていた。

国民の行動に制限を求めるのであれば、それ相応の理由と法的根拠、覚悟がなければならない。ところが、感染症分科会のメンバーは、結果的にＰＣＲ検査を抑制し、感染者が爆発的に増えると若者の行動や飲食店、高齢者のカラオケなどをやり玉に挙げ、ロックダウンの法制化まで求めた。なぜ、ワクチン接種が進み、治療薬が承認されても、未知の感染症だったときと同じような対応が必要だというのだろうか。

菅氏が専門家の話に耳を傾けなかったのは、彼らを信用していなかったからではないだろうか。まるで政治家になったかのような発言をする感染症分科会のメンバーに、「首相にでもなったつもりか」と、菅氏が怒りをあらわにする場面もあったという。せめて、厚生行政や医療に詳しい人物を厚生労働大臣に任命できていたら、事態は変わっていたと考えられるが、菅政権で厚生労働大臣を務めた田村憲久氏は、医系技官や感染症分科会のメンバーなどの言いなりだったように見えた。

国のトップで、新型コロナ対策本部長であるはずの内閣総理大臣が、厚生労働省や専門家の迷走を制御できなかったわけだが、新型コロナ問題の本質は、正にここにある。

民主主義の根幹は権力の相互チェックだ。西側先進諸国は、立法、司法、行政の三権が分立し、さらにメディアやアカデミア（大学や公的研究機関の研究職）が監視することで権力の暴走を防いでいる。ところが、立法府の一員である国会議員、また、第四の権力ともいわれるメディア、アカデミアの劣化は著しく、そのために、医系技官や専門家の迷走を止められなかったのではないか。

確かに、新型コロナのような新興感染症対策には、医学や公衆衛生の専門知識が必要だ。医学の専門知識があり、感染症法、検疫法を所管する厚生労働省の医系技官が中心的な役割を果たすことになるのは必然といえる。問題は、医系技官が間違えたときだが、彼らと対等に議論し方向転換を迫れる政治家は限られた。

医系技官に対抗した政治家の代表は、２００９年の新型インフルエンザ流行時に厚生労働大臣を務めていた舛添要一氏だ。舛添氏は、新型インフルエンザ対策本部専門家諮問委員会委員長を務めた尾身氏らの意見が非科学的で国民のためにならないと考え、東京大学助教授時代の教え子を中心に、「チームB」の専門家集団を結成し、医系技官や専門家諮問委員のメンバーと議論させた。そして、治験もしていない国産ワクチンを死守しようとする医系技官や専門家集団を論破し、海外の製薬企業が開発したワクチンをいち早く導入するなど、軌道修正に成功した。

さらに、舛添氏は、医系技官の指定ポストだった医政局長に事務官を起用し、文系の事務官と医系技官という縦割りに楔《くさび》を打ち込んだ。事務系と医系の局長ポストは固定されていて、お互いにその縄張りに踏み込まない〝聖域〟のようになっていた。それが厚生行政の弊害となり、感染症対策に限らず医系技官の暴走を招いていたことから、その聖域にメスを入れたのだ。

かつての自民党には、旧厚生大臣や内閣総理大臣を歴任した橋本龍太郎氏をはじめ、厚生行政に精通し、医系技官と丁々発止の議論ができる厚生労働族の議員たちがいた。厚生労働大臣の経験者や医師免許や歯科医師免許を持つ議員たちだ。「厚生族」「厚生労働族」と呼ばれる彼らは、自民党の厚生労働部会や社会保障制度調査会を運営し、そこで決定される社会保障や医療関連の政策に大きな影響力を持ち、政府や厚生労働行政をチェックする機能も果たしていた。

今回の新型コロナ拡大時に、厚生労働省や専門家集団の対応に異論を唱えたのも、そんな厚生労働族の政治家だった。例えば、かつて厚生労働大臣を務めた塩崎恭久氏は、自民党行政改革推進本部長として、国の責務の明確化、指揮命令系統の一本化を求め、

PCR検査拡充の必要性を訴え続けた。

塩崎氏は科学とデータを重視する政治家だ。2021年1月の緊急事態宣言発令時には、自身のメルマガで、新型コロナ患者を積極的に受け入れるべき国立国際医療研究センターの鈍い対応を問題視し、世間を驚かせた。

「今でも法的に厚労大臣が有事の要求ができる国立国際医療研究センターが重症患者をたった1人しか受けていない状態を放置している事の方が問題だ」

当時は、国公立病院などの新型コロナ患者受け入れ状況は公表されていなかった。これは、国会議員が政府や厚生行政にチェックを入れた一例だ。周囲の政治家の意見を聞かず、官邸主導の政策を推し進めてきた安倍・菅政権下で、そういった族議員たちの発言力は弱まった。

しかも、新型コロナ対策が迷走している中、塩崎氏をはじめ、影響力が強かったベテランの厚生労働族議員が、2021年10月の衆議院選挙には出馬せず、相次いで政界を引退した。元衆議院議長の伊吹文明氏、元厚生労働大臣の川崎二郎氏、医師で元環境大臣の鴨下一郎氏などだ。幅広い分野を担当する厚生行政にはある程度の専門知識が必要で、にわか勉強では太刀打ちできない。また、医系技官らから独立して、意見してくれるブレインも必要だ。新型コロナ拡大下で厚生労働大臣となった加藤勝信氏、元厚生労働大臣の田村憲久氏の発言を聞く限り、専門家会議、感染症分科会の言うなりのようだった。前述のように、科学的根拠もなくＰＣＲ検査を受ける条件を「37度以上の発熱が４日以上」続いたときに限定したり、マスクなしで接触した人にのみ積極的疫学調査を実施し続けたりするなど、科学とデータを重視する姿勢が欠けているのは本当に残念だ。

さらに、野党の地盤沈下が著しいことも影響した。２００９年には、民主党の長妻昭議員らが、年金問題を舌鋒鋭く糾弾した。民主党で医療政策をリードした元官房長官の仙谷由人氏は、厚生労働省傘下の研究機関のあり方を問題視し、政権交代後は行政刷新担当大臣、公務員制度改革大臣として、国立病院機構、国立がん研究センターなどを独法化させた。旧社会保険庁が所管する病院群だったＪＣＨＯが、国の機関から切り離され、独法化されたのも仙谷氏の行政改革がきっかけだ。

このとき、国立感染症研究所は、独法化しないように懇願したと仙谷氏に聞いた。独法化すると経営状態が丸見えになってしまうのは、感染研にとっては不都合だったのではないだろうか。

仙谷氏も鬼籍に入り、立憲民主党の支持率低下も著しい。立憲民主党は、JCHOの職員を含む自治労系の労働組合が支持基盤であるせいなのか、新型コロナの患者を積極的に受け入れるべきJCHOの病院が、補助金を受け取りながら患者を受け入れていなかったという問題が発覚しても、それを国会で本格的に追及したという話は聞こえてこない。すっかり影が薄くなっただけではなく、国民の命と健康に関わる大問題であるのに、支持母体に忖度しているように見えるようでは、支持率アップは見込めないのではないだろうか。

「感染症ムラ」を迷走させた報道

民主主義を守るには、健全なメディアの存在が欠かせない。厚生労働族や野党の力が低下しているのなら、メディアが奮闘し医系技官や専門家集団の暴走を防いでほしい。私は、そんな期待を持って、毎日、新聞全国紙5紙やNHKなどの新型コロナ報道に注目していた。だが、新型コロナ報道を見る限り、マスコミの報道にはがっかりさせられるようなものが多かった。

近年、新聞社は購読者と広告収入が激減したために採用者数を減らし、激務によるメンタル不調で休職する記者も多いせいか、慢性的な記者不足に陥っているときく。文系出身者が多く、新型コロナ拡大のような大事件が発生しても、専門性の高い医療問題を扱える記者は少なかったのではないだろうか。記者という職業は非常に多忙で勉強する暇もなく、毎日、読者の興味が高い新型コロナ問題で紙面を埋めなければならないという事情もあったことは想像に難くない。

そういった事情を考慮しても、政府や専門家会議・感染症分科会の発表を無批判に垂れ流す傾向がなかったか。政府への忖度があったのではないかとまで感じさせる報道も多かったのは、記者クラブの弊害もあると言えるのではないだろうか。米国にも現地の有力メディア以外は排除する省庁や団体があるので、日本の記者クラブだけが悪いとは言えないが、日本のメディアの劣化の大きな原因は記者クラブにあると思わずにはいられない。

記者クラブは、新聞、通信社、テレビ局など報道各社で構成される任意団体だ。国会、議員会館、官公庁や業界団体のあるビル内に専用の部屋を確保し、加盟する各社の意向を取りまとめ、記者会見やレクという形で省庁や団体の説明を共同で受ける。もともとは、1890年の第1回帝国議会の開会にあたり、傍聴取材を要求する新聞記者たちが結成したのが記者クラブの始まりとされる。記者クラブは、国の省庁、団体だけではなく、都道府県の役所や警察などにも設置されている。

新型コロナ報道に関わる厚生労働省内の記者クラブには、新聞12社（全国紙5社、ブロック・地方紙5社、専門紙2社）、通信2社、テレビ局6社が加盟し、そこに配属された記者は、一般的に、自分の所属する会社ではなく記者クラブに出勤する。この他、海外メディアのロイター、ブルームバーグなどの37社が非常勤で加盟しているが、記者クラブに所属する記者たちには、雑誌やネット媒体、フリーランスの記者より先に情報を入手する特権を与えられている。

加盟社の利点は、記者クラブに所属していることで、厚生労働省が世論に訴えたい内容ではあるが、自らアポイントを取って取材をするような労力もかけずに、毎日の紙面を埋めたりテレビのニュースに流したりする〝ネタ〟を入手できることだ。囲み取材、記者会見などの際に大臣や省幹部と懇意になり、直接取材できる機会も増える。厚生労働省記者クラブでは、毎週２回閣議後に厚生労働大臣が短時間の記者会見を行い、週１回事務次官がオフ懇談会を開いているという。

ただし、記者クラブ制度は、政府や官公庁という権力側の情報発信の場として恣意的に利用され、メディアの批判精神を麻痺させる危険性をはらむ。

例えば、リベラルで知られる某大手紙の２０２１年７月１日～８月13日の記事を日経テレコンで調べてみたところ、厚生労働省記者クラブ所属の記者の署名記事が１０７回も掲載された。１面トップを飾った記事もあるが、どれもスクープというわけではなく、厚生労働省の発表をそのまま流したと思えるものが多かった。他紙なども同様だが、記者クラブでの発表記事を報じている限り、特に、各紙特徴はなく、横並びの情報になってしまう。

しかも、官公庁でほぼ2年起きに持ち場が変わるのと同じように、日本のメディアでは1～2年で記者クラブの担当者が変わるという。つい最近まで財務省の担当だった記者が、いきなり厚生労働省の記者クラブに配属され、専門知識もないまま新型コロナの記事を書かなければいけなくなるということも起こり得るらしい。医学や公衆衛生の知識が豊富な記者が限られることも、新型コロナ対策の問題点を深掘りできず、役所の発表を無批判に報じることにつながっていたかもしれない。

何より問題なのは、厚生労働省の発表に誤りがあったときに、読者、ひいては国民をミスリードしてしまうことだ。新型コロナ対策の場合は、それが国民の命や生活に直結する事態だったというのに、厚生労働省や専門家会議・感染症分科会の学者たちの発表を鵜呑みにしてそのまま情報を流した報道も多かった。

例えば、私が特に気になったのは、新型コロナ対策本部のクラスター対策班や厚生労働省の医系技官が主導した「クラスター対策重視」に対する報道だ。クラスター対策は、新型コロナの多くが鼻水や唾液の飛沫感染、接触感染が主流で、クラスターを見つけて感染者と濃厚接触者を隔離すれば感染拡大は防げるという前提に立っていた。しかし、2020年の春か夏くらいには、世界的に、新型コロナの感染経路は、エアロゾルを介した空気感染が主体だという見方が主流になっていた。WHOも、2020年7月頃には「エアロゾル感染が起こる可能性」を指摘し、２０２１年４月末には、ホームページで感染経路がエアロゾル感染であることを正式に認めた。

ところが、２０２１年４月末以降でさえ、日本のメディアでエアロゾルによる空気感染が報じられることはまれだった。２０２１年４月１日〜８月18日までの新聞の全国紙５紙の報道の仕方を調べてみたところ、「濃厚接触」を含む記事が２５１６件もあったのに対し、「エアロゾル」あるいは「空気感染」という単語を含む記事は日経テレコンによればたった28件だけだった。空気感染が主体であるなら、マスクを着用せずに接触した濃厚接触者だけ調べる積極的疫学調査とクラスター対策は意味がないし、飲食店などの室内ではアクリル板のパーティションを設置するよりも、換気対策の方が重要になる。たった28件の記事だけでは、そういった空気感染に留意した対応の重要性は伝わらなかったに違いない。

新型コロナの感染経路がエアロゾルによる空気感染が主体だということが分かってからも、厚生労働省が、相変わらず「クラスター対策重視」「３密回避」と言い続け、飲食店や夜の街を悪モノ扱いしたのはもちろん問題だが、その誤りを正せず、批判しなかったメディアも問題だ。

それればかりか、新型コロナ報道で大手新聞社は、専門家会議・感染症分科会に名を連ねる学者を重用した。専門家会議と感染症分科会の両方に入った委員は8人いるが、彼らの名前が2021年1月1日~8月13日までの約7カ月半の間に登場した回数は、日経テレコンによれば全国紙5紙を合わせて2725回にも上った。最も多かったのは分科会会長の尾身氏で1483回、次いで感染研所長の脇田氏が536回だった。

これに対し、例えば、政府に批判的な専門家として有名な、東京大学先端科学技術研究センター名誉教授である児玉龍彦氏の登場回数は、同じ期間の全国5紙を合わせても22回、福島県相馬市新型コロナウイルスワクチン接種メディカルセンター長である渋谷健司氏(元東京大学大学院医学系研究科教授)は29回と桁違いに少なかった。

もし厚生労働省の発表と政府や行政寄りの学者の主張を基に記事を書いていれば安全で楽だと考えているのだとすれば、メディアに求められる政府や行政へのチェック機能は発揮できない。メディアの役割は、政府や行政寄りの発言だけではなく、政府に批判的な独立した専門家の見解や意見も読者や視聴者へ伝えることだ。しかし、感染症分科会の学者の登場回数に比べ、政府の新型コロナ対策や分科会の学者の発言に異を唱える専門家の出番は極めて少なく、明らかに偏っていた。

マスコミの劣化を実感する事実はこれだけではない。新型コロナ報道では、日本を代表するメディアがスクープ記事を不可解な扱いにしたという事態を目の当たりにした。

象徴的なことが起こったのは、新型コロナ入院難民が問題になっていた2021年の夏だ。朝日新聞は9月2日の夕刊で、「コロナ病床、国管轄病院は？　受け入れ数％、都内1カ所は専用に」という記事を報じた。新型コロナのような感染症が起こったときに率先して患者を受け入れることが法律で定められている、国立病院機構とＪＣＨＯが、補助金を受け取りながら、それぞれ全病床の約5％程度しか患者を受け入れていない事実を内部資料を入手し、報じたのだ。実は、この記事は、その2週間前の8月19日に朝日新聞デジタルに掲載された記事の転用だった。ＪＣＨＯの幽霊病床問題の掘り起こしにつながるスクープであったにもかかわらず、紙面に掲載されるまでに、2週間もかかっていた。政府や御用学者に忖度でもしたのだろうか。

この記事を書いた朝日新聞の記者は、8月20日の閣議後記者会見で、当時厚生労働大臣だった田村氏に、「国立病院機構とＪＣＨＯの病院に関して、法に基づいてコロナ病床の確保を要請するというお考えはありますか」と質問した。それぞれの組織の設置根拠法である国立病院機構法と地域医療機能推進機構法は、どちらも21条に、「厚生労働大臣は、（中略）公衆衛生上重大な危害が生じ、若しくは生じるおそれがある緊急の事態に対処するため必要があると認めるときは、機構に対し、（中略）必要な措置をとることができる」と定めているからだ。

だが、田村氏は、この事実を知らなかったようで、「法律というのは何の法律ですか。医療法、感染症法ですか」と聞き返したのだという。この回答で、田村氏の勉強不足と、厚生労働省の役人たちが大臣にきちんとした説明をしていないことが明らかになった。慌てたのは、厚生労働省の役人たちだけではない。ＪＣＨＯは東京城東病院が9月末から約50床を確保し新型コロナ専用病院となることを発表した。「病床が逼迫している」と脅して国民に自粛を求めている田村氏と厚生労働省のサボタージュだけでも、読者や国民に知らせる必要があると思うが、朝日新聞はこれを報じなかった。この記者は新聞社の社員だというのに、本紙ではなく、他社が運営する「東洋経済オンライン」に事の顚末を執筆している。

９月１日には、朝日新聞出版が運営するアエラ・ドットに、別の記者が書いた、「コロナ病床30～50％に空き、尾身茂氏が理事長の公的病院１３２億円の補助金『ぼったくり』」という「独自」取材の記事が掲載された。この問題が朝日新聞本紙で報じられたのはその翌日だった。もしも政府や分科会の学者に忖度してスクープを遅らせたとするなら、リベラルの象徴であったはずの朝日新聞はどうなってしまったのか。

新型コロナ政策の転換には世論の支持が欠かせず、そのためにマスコミが果たす責任と役割は大きいはずだ。記者クラブはもともと権力に対抗するために生まれた組織であり、その原点に立ち返って欲しい。

第3章

利権と腐敗を生む補助金行政の罪

「幽霊病床」と補助金バブル

新型コロナでチャンスが到来したのは医系技官だけではない。独立行政法人地域医療機能推進機構（ＪＣＨＯ）など、患者の受け入れに手を挙げた病院の経営者は、補助金バブルに沸いていた。第一線で新型コロナの患者の治療に当たった医師や看護師などの医療関係者は、感染者が膨大に増える度に大変な思いをしていたが、不眠不休で働いた医療者にきちんと報酬が行き渡っているのかも気になるところだ。

新型コロナ用の病床確保策として、２０２０〜21年度、政府は新たに病床を確保した病院に重症者向けなら1床当たり１５００万円、中等症以下なら４５０万円の補助金を出した。緊急事態宣言が発令された都道府県では1床当たり４５０万円が加算された。

２０２２年度になっても、新たに新型コロナ即応病床を追加した病院には、1床当たり４５０万円が支給された。そのうえ、「病床確保支援事業」として新型コロナ専用病床として確保しているのに患者が入らなければ、一般病床で1床当たり1日約7万円、

ICU（集中治療室）なら1床につき約30万円の補助金が出る仕組みになっていた。国民がコロナ不況や物価高騰にあえいでいるというのに、公的な大病院など新型コロナ関連の補助金を受け取った経営者たちは、かつてないほどの規模の補助金バブルにほくそえんでいたと思われる。

それでも新型コロナ治療の最前線に立って積極的に重症や中等症の患者を受け入れたというのなら、非常時であり税金から補助金をつぎ込んでも仕方がないと考える人も多いことだろう。しかし、国立病院機構やJCHOの病院、大学病院の中には、補助金を受け取っていながら、積極的に新型コロナの患者を受け入れなかった病院も少なくないようなのだ。

JCHOは、以前は社会保険病院、厚生年金病院などと名乗っていた旧社会保険庁傘下の病院群で、北海道から九州まで全国57病院を経営している。

デルタ株が出現して全国的に感染者が急増して、自宅待機者があふれた2021年夏の第5波の際には、JCHOは関連施設の約6％しか新型コロナ専用にしていなかったばかりか、その4割程度しか患者を受け入れていないことが発覚した。例えば、同年7

月31日の新型コロナ受け入れ患者数は345人で、新型コロナ受け入れ病床の42％しか埋まっていなかった。このことは、補助金を搾取する「幽霊病床」として、各メディアがＪＣＨＯの理事長だった尾身茂氏を一斉に批判したので、ご記憶の方も多いことだろう。幽霊病床とは、実際には補助金をもらっているのに患者は受け入れていない病床のことだ。

批判を受けて厚生労働省は10月に、「適切に患者を受け入れていなかった場合には、病床確保料の返還や申請中の補助金の停止を含めた対応を行う」などと明記した通知を出し、同じ月に新内閣を発足させた岸田文雄首相は、「幽霊病床の見える化」を宣言した。

しかし、事態は大きく変わらず、患者を積極的に受け入れたとは思えないＪＣＨＯに補助金は投入され続けた。感染力の高いオミクロン株に置き換わって感染者が急激に増えた２０２２年夏の第7波の真最中の8月3日に医療ガバナンス研究所で調べてみたところ、ＪＣＨＯの57病院の即応病床数１０８５床中患者を受け入れていたのはその72・4％に当たる７８６床に過ぎなかった。同じ時期に即応病床の１２５％患者を受け入れていた病院もあるというのに、ＪＣＨＯが72％というのはあまりにも寂しい。

仮に、医師や看護師などの医療従事者の中に多くの感染者や濃厚接触者が出て、患者を受け入れられなかったなどの理由があったのであれば、使わなかった補助金は即刻返還すべきだ。じゃぶじゃぶと補助金だけが注ぎ込まれ、感染者が増えたときに患者を受け入れていなくても返納されない仕組みを作った厚生労働省も批判されるべきだろう。

何しろＪＣＨＯの47病院へ２０２０年度に国や自治体からつぎ込まれたコロナ関連補助金は約３２４億円、２０２１年度はさらに増えて約５６９億円に上った。新型コロナに国民が苦しんだ2年間でＪＣＨＯの内部留保は預貯金と有価証券を合わせて１８８１億円に膨れ上がっている。

内部留保があまりにも多額になると、国民の税金から捻出された補助金が使われていないのがばれてしまうと上層部が恐れたのか、ＪＣＨＯの病院に勤めるＡ医師は、２０２２年の夏、上司から「必要な備品は何でも申請するように」と声をかけられたという。Ａ医師は、以前から欲しかったが高額なので無理だと思っていた約５００万円の手術器具の購入を申請した。このように、新型コロナ補助金が目的外に使われた恐れもある。

コロナ補助金では過大請求も判明

医療機関には、「新型コロナウイルス感染症緊急包括支援交付金事業（病床確保事業）」として、都道府県を通じて国から補助金が支給されていた。これは、ＪＣＨＯの病院に限ったことではないが、国や政府機関の決算、国の補助金などの会計検査を行う会計検査院の調査では、２０２１年度までに総額約55億円の過大支給があったことが判明した。

ベッドが空いていないのに、「空床」として受給していたケースが、９都道府県32医療機関で約24億円に上ったという。この補助金の支給額は1床（ベッド）当たりＩＣＵ（集中治療室）で30万１０００円／日、ＨＣＵ（高度治療室）で21万１０００円／日、その他は7万１０００円／日と、重症患者を受け入れる病床かどうかで金額が異なっていた。本当は「その他」なのに、「ＨＣＵ」と偽って受給したケースも３都府県４医療機関、約31億円もあったことも確認された。最も過大請求が多かったのは、神奈川県川崎市にある関東労災病院で、約22億円も多く補助金を受給していたというのだから悪質だ。同病院は過大請求分は既に返金しているという。

関東労災病院は、厚生労働省が管轄する独立行政法人労働者健康安全機構が運営する病院の一つ。もともと財団法人が運営していたが、２００４年に独法化された。業務上の事由、通勤時の負傷などいわゆる労災の治療だけではなく、地域の中核病院として一般診療やリハビリなども行う公的病院の一種だ。ただでさえ潤沢な補助金が投入されているのに、過大請求をするとは、許しがたい。

会計検査院は、全国の４９６病院の確保病床の平均病床使用率を調べ、「新型コロナウイルス感染症患者受入れのための病床確保事業等の実施状況等について」と題した報告書を２０２３年１月に公表している。この調査によると、２回目に緊急事態宣言が発令され、入院患者数が１万４４１７人と最も多く医療提供体制の逼迫が伝えられた２０２１年１月の確保病床に対する平均病床利用率は51・２％だった。３回目緊急事態宣言の期間中で入院患者数が２万４１２６人と最も多かった同年８月の確保病床に対する平均病床利用率は56・１％、その後で２０２２年３月までの間で最も入院患者数が２万９

233人と多かった2022年2月の平均病床利用率は58・1%で、いずれも病床が逼迫していないことが分かる。

都道府県によって逼迫状況が異なった可能性もあるが、確保病床の病床利用率が50%を下回った病院が、2021年1月には全体の43・1%を占める197病院、同年8月には136病院(28・5%)、2022年2月には136病院(27・5%)もあった。「医療が逼迫する」と国民を脅して緊急事態宣言を出していたというのに、実際には補助金が投入された医療機関が患者を受け入れていないことになる。

ところが、同検査院が、全国で病床が逼迫していた時期に患者の受け入れが50%を下回った医療機関に対して実施したアンケートの結果では、その9割の医療機関が「調査対象年月の1カ月間で、都道府県調整本部、保健所、救急隊等(以下、都道府県調整本部等)からのコロナ患者等の入院受入れ要請自体が少なかったため」と回答した。しかもその約7割は「都道府県調整本部等からの要請を断ったことがない」というのだから、単に補助金をばらまくだけで、患者の入院調整が上手くいっていなかったのかと思わざるを得ない。

それから、空港や港の検疫所で新型コロナの感染が判明した患者の医療費を国が負担する措置に対しても、17医療機関で、本当は請求してはならない消費税相当額として4258万円が過大請求されたことも分かっている。検疫所側にも、国民の大事な税金を扱っている緊張感が足りないとしか言いようがない。

過大請求とされていない補助金の中にも、本来は支払われる必要のないものがあったのではないだろうか。もっと早い段階で、新型コロナをポリオや結核などと同じ「2類相当」から、季節性インフルエンザなどと同じような位置付けに移行し、軽症の人は通常の保険診療で外来治療をして、特に集中治療が必要な中等症・重症患者だけ入院させていれば、無駄な補助金を医療機関に支払い続けることもなくて済んだはずだ。

収賄が多発した国立病院機構

巨額の新型コロナ補助金を投入されながら、幽霊病床が目立ったのは独立行政法人国立病院機構も同様だ。国立病院機構は、全国に140病院、5万2699床（2021

年10月1日現在）を有する国内最大級の病院グループだ。現在は地名のついた医療センターとなっているところが多いが、もともとは、旧陸海軍病院を引き継いだ国立病院と、傷痍軍人療養所をルーツとする国立療養所だった。行政改革による再編で2004年4月に独法化され、現在の形になった。

設立の根拠法である「国立病院機構法」の第21条では、厚生労働大臣は、「公衆衛生上重大な危害が生じ、若しくは生じるおそれがある緊急の事態に対処するため必要があると認めるときは、(中略)必要な業務の実施を求めることができる」と定めている。そして、同2項では「厚生労働大臣から前項の規定による求めがあったときは、正当な理由がない限り、その求めに応じなければならない」となっている。正に、新型コロナの拡大が国を揺るがす緊急事態であったことは、疑いのない事実だろう。

ところが、例えば、第5波で感染者数が増加し、医療の逼迫が叫ばれた2021年7月31日現在の国立病院機構の新型コロナ病床数は1854床で、総病床数のたった4・8%に過ぎなかった。しかも、その当時、実際に新型コロナ患者を受け入れていたのは140病院のうち95病院に限定され、新型コロナ用に確保した病床のうち37%に当たる

695床しか使われていなかったのだ。63％は、補助金がつぎ込まれているのに患者を受け入れていない「幽霊病床」だったことになる。これは、理事長が感染症分科会長だったことで矢面に立たされたJCHOよりもひどい数字だ。

さすがにその後は新型コロナ病床を増やしたものの、第7波で全国的に感染者数が増えていた2022年8月3日時点の同機構の新型コロナ即応病床数は総病床数の4・6％の2446床で、実際の受け入れ患者数は1586人（即応病床数の65％）だった。

患者を受け入れているかどうかにかかわらず国立病院機構にも新型コロナ補助金は投入された。会計検査院の報告によると、新型コロナ関連補助金は、2021年度だけで約1150億円（102医療機関）、1医療機関当たり約12億円に上った。医業収支は、コロナ前の2019年度には1医療機関の平均で約2200万円の赤字だったが、20〜21年度には補助金のお陰で黒字になった。

また、国立国際医療研究センターには国際感染症対策室があり、国立感染症研究所と共に新型コロナ対策の司令塔の役割を担うが、2021年度だけでも補助金による内部留保が増えていた。同センターは、陸軍病院から戦後、国立東京第一病院となり、20

（単位：百万円）

	2019年度	2020年度		2021年度	
	金額（A）	金額（B）	2019年度からの増減（B－A）	金額（C）	2019年度からの増減（C－A）
	10,523	10,175	△ 347	10,493	△ 30
	10,839	10,399	△ 440	10,970	130
	△ 317	△ 224	93	△ 477	△ 160
	97.0%	97.8%		95.6%	
	0.15	1,073	1,073	1,314	1,314
	△ 317	849	1,166	837	1,154
	97.0%	108.1%		107.6%	
	8,212	7,821	△ 391	8,265	52
	8,258	8,264	5	8,503	244
	△ 46	△ 443	△ 396	△ 238	△ 192
	99.4%	94.6%		97.1%	
	24	1,079	1,055	1,320	1,295
	△ 22	637	658	1,082	1,104
	99.7%	107.7%		112.7%	
	6,487	6,243	△ 244	6,507	20
	6,467	6,496	29	6,748	281
	20	△ 253	△ 272	△ 241	△ 261
	100.3%	96.1%		96.4%	
	0.09	658	658	1,173	1,173
	20	405	385	932	912
	100.3%	106.2%		113.8%	
	19,292	19,089	△ 203	20,374	1,081
	18,708	19,271	563	20,327	1,618
	584	△ 182	△ 766	47	△ 537
	103.1%	99.0%		100.2%	
	22	917	895	1,019	998
	605	735	129	1,066	461
	103.2%	103.8%		105.2%	
	28,070	27,627	△ 443	29,320	1,250
	30,273	30,761	488	32,222	1,949
	△ 2,203	△ 3,134	△ 931	△ 2,902	△ 700
	92.7%	89.8%		90.9%	
	0.77	1,946	1,945	2,158	2,157
	△ 2,202	△ 1,188	1,014	△ 744	1,458
	92.7%	96.1%		97.6%	

開設主体の種別等別の1医療機関当たりの医業収支の状況

開設主体の種別等	項目
独立行政法人 労働者健康安全機構 （27医療機関）	①コロナ関連補助金を除く医業収益
	②医業費用
	③コロナ関連補助金を除く医業収支（①－②）
	④コロナ関連補助金を除く医業収支率（①／②）
	⑤コロナ関連補助金
	⑥医業収支（③＋⑤）
	⑦医業収支率（（①＋⑤）／②）
独立行政法人 国立病院機構 （102医療機関）	①コロナ関連補助金を除く医業収益
	②医業費用
	③コロナ関連補助金を除く医業収支（①－②）
	④コロナ関連補助金を除く医業収支率（①／②）
	⑤コロナ関連補助金
	⑥医業収支（③＋⑤）
	⑦医業収支率（（①＋⑤）／②）
独立行政法人 地域医療機能推進機構 （53医療機関）	①コロナ関連補助金を除く医業収益
	②医業費用
	③コロナ関連補助金を除く医業収支（①－②）
	④コロナ関連補助金を除く医業収支率（①／②）
	⑤コロナ関連補助金
	⑥医業収支（③＋⑤）
	⑦医業収支率（（①＋⑤）／②）
国立高度専門医療 研究センター （8医療機関）	①コロナ関連補助金を除く医業収益
	②医業費用
	③コロナ関連補助金を除く医業収支（①－②）
	④コロナ関連補助金を除く医業収支率（①／②）
	⑤コロナ関連補助金
	⑥医業収支（③＋⑤）
	⑦医業収支率（（①＋⑤）／②）
国立大学法人 （44医療機関）	①コロナ関連補助金を除く医業収益
	②医業費用
	③コロナ関連補助金を除く医業収支（①－②）
	④コロナ関連補助金を除く医業収支率（①／②）
	⑤コロナ関連補助金
	⑥医業収支（③＋⑤）
	⑦医業収支率（（①＋⑤）／②）

	9,746	9,283	△ 463	9,771	25
	9,673	9,680	6	9,998	325
	72	△ 397	△ 469	△ 227	△ 300
	100.7%	95.8%		97.7%	
	0.06	1,005	1,005	1,237	1,237
	72	608	535	1,010	938
	100.7%	106.2%		110.1%	
	12,736	11,659	△ 1,077	12,666	△ 70
	14,285	14,078	△ 207	14,586	301
	△ 1,549	△ 2,420	△ 871	△ 1,919	△ 370
	89.1%	82.8%		86.8%	
	1,167	1,118,004	1,116,837	1,607,279	1,606,111
	△ 1,548	△ 1,302	246	△ 312	1,236
	89.1%	90.7%		97.8%	

出典：「新型コロナウイルス感染症患者受入れのための病床確保事業等の実施状況等について」（会計検査院、2023年１月）

１０年に公衆衛生危機に対応することを目的に独立行政法人化され、２０１５年に国立研究開発法人に移行した。２０２５年度以降国立感染症研究所と統合され、米国の疾病予防管理センター（ＣＤＣ）のような「日本版ＣＤＣ」となることが決定した。第７波で東京の感染者数が増えていた２０２２年８月３日時点の同センターの新型コロナ受け入れ患者数を調べたところ、即応病床数81床中34人（42％）だった。設立趣旨からいえば、少なくとも即応病床の１００％近くの患者を受け入れなければいけないはずが、あまりにも寂しい数字だ。

もちろん、国立病院機構の病院や国立国際

社会保険関係団体 （31医療機関）	①コロナ関連補助金を除く医業収益
	②医業費用
	③コロナ関連補助金を除く医業収支（①－②）
	④コロナ関連補助金を除く医業収支率（①／②）
	⑤コロナ関連補助金
	⑥医業収支（③＋⑤）
	⑦医業収支率（(①＋⑤)／②）
その他 （４医療機関）	①コロナ関連補助金を除く医業収益
	②医業費用
	③コロナ関連補助金を除く医業収支（①－②）
	④コロナ関連補助金を除く医業収支率（①／②）
	⑤コロナ関連補助金
	⑥医業収支（③＋⑤）
	⑦医業収支率（(①＋⑤)／②）

注：同一法人が開設する２病院の医業収支を分けて算出することができないものが１件あり、これらの２病院は合わせて1病院とみなして１医療機関当たりの医業収支を算出している。

医療研究センターでも、現場の医師や看護師などの医療関係者は、必死で新型コロナ患者の診療・ケアに当たっていたはずだ。ただ、国立病院機構の全ての病院が、法律で定められているように、最前線でもっと積極的に新型コロナ患者を受け入れていたら、医療逼迫による混乱がもう少し防げたのではないかと思わざるを得ない。

さらにいただけないのは、国立病院機構では汚職が頻繁に起こっていることだ。

２０２１年４月には、国立病院機構の病院の職員が、患者情報約14万件が入ったパソコンを自宅へ持ち帰り、ネットオークションで販売したとして停職処分を受けた。ネットオークションで落札した人が、患者情報が入っているのに驚き、問題が発覚した。この職員は家族が売ったと弁明したが、にわかには信じられない。このパソコンはすでに業務に使用しておらず廃棄予定だったために、持ち出しに気付かなかったというが、患者情報が入っているというのに、あまりにも扱いが杜撰過ぎる。

こんなものはまだ序の口だ。2022年3月には、業者からの接待などの倫理規定違反で、懲戒解雇3人、停職16人を含む74人が大量処分された。下志津病院（千葉県四街道市）、下総精神医療センター（千葉市）、千葉医療センター（千葉市）、信州上田医療センター（長野県上田市）、東埼玉病院（埼玉県蓮田市）、東京医療センター（東京都目黒区）など、処分の対象は多施設にわたった。5月には、同じ業者から旅行や飲食などの接待を受けた下志津病院の元企画課長、6月には国立国際医療研究センターの総務課係長が収賄容疑で逮捕された。国立国際医療研究センターの係長は、別の国立病院機構にいた頃にこの業者と知り合ったという。内部告発から芋づる式に不正が発覚したが、「表面化した事例は氷山の一角」とみる向きもある。

大学病院にも補助金をばらまく厚生労働省

新型コロナ関連の補助金によって潤ったのは、国立病院機構、ＪＣＨＯなど公的病院だけではない。大学病院も補助金バブルに沸いていた。

感染拡大が深刻になった当初、患者を受け入れていた大学病院をはじめとした高度医療機関の多くは、経営悪化が心配された。新型コロナの患者を優先して病床が逼迫すれば、がんの手術など、緊急性の低い患者は後回しにされる。新型コロナ患者を受け入れれば、他の患者が受診を躊躇する風評被害や、院内感染が起こる恐れもある。

そういったこともあって、全国の大学病院の医学部長と病院長で構成する全国医学部長病院長会議は、２０２１年６月、１３８大学病院の経営状況調査の結果を公表し、２０２０年度は、前年度に比べ、総額２６１９億円の赤字だったと報告した。全国の大学病院の合計で、外来のべ患者数が４７１万人（９・２％減）、初診患者は51万８０００人（15・８％減）、新入院患者数は20万３０００人（９・９％減）、入院患者のべ数は２

64万8000人（9・6％減）、それぞれ減ったというのだ。

この報道を見た人たちは、大学病院が経営危機にあると考えたことだろう。ところが、実情は全く異なる。保険診療による収入は確かに減ったのかもしれないが、大学病院にも巨額の新型コロナ補助金が投入されていたのだ。

医療ガバナンス研究所で、首都圏の18大学病院（国立大学1校、私立大学17校）と関西圏の5大学病院（公立大学1校、私立大学4校）の新型コロナ補助金を含む補助金の総額を調べてみたところ、ほとんどの大学で、2020年度と2021年度の補助金額は2019年度と比較して大幅に増えていた。最も増減率が高かったのは東京医科歯科大学だ。2020年度の補助金は約91億円で前年の約967％、2021年度も19年度と比べると約728％だった。

大学病院によって開設している施設数や病床数が異なるので一概には言えないが、2020年度の補助金額が最も多かったのは、東海大学（4施設〈現在は3施設〉）だ。その金額は約221億円、2021年度も約227億円にも上った。東海大学は、2020年9月に、東京都渋谷区にある付属東京病院の全99床を新型コロナ専用病床にした。

本来、大学病院に期待されるのは重症患者の受け入れだが、軽症・中等症向けの病床を確保し、結果的に多くの補助金を得ている。

２０２０年度には、大学病院がコロナ前の前年度から補助金を大きく増やしたが、２０２１年度の補助金が前年度から大幅に増えた大学もある。増額分が最も多かったのは、栃木県壬生町に本院があり埼玉県越谷市にも医療センターがある獨協医科大学で、約40億円（前年比57％増）も補助金が増えた。次に増額分が多い順に並べると、日本医科大学約39億円増（同39％増）、順天堂大学約26億円増（同17％増）、兵庫医科大学約24億円増（同64％増）、自治医科大学約23億円増（同16％増）、関西医科大学約23億円増（同50％増）と続く。

注目すべきは、２０２０年の夏、新型コロナで経営状態が悪化したとしてボーナスを不支給にし、４００人を超える看護師が辞職の意向を示して混乱し、２０２１年度にも医師が１００人以上退職した東京女子医科大学だ。この大学病院にも３施設合わせて２０２０年度は約１２７億円、２０２１年度は約１２９億円の補助金が投入された。せめてこの補助金が、経営サイドのためではなく、第一線で患者の診療に当たる医療者に届いて欲しいと願わずにはいられない。

東京都は新型コロナ流行以降、都の貯金に相当する財政調整基金を取り崩し、大学病院などの病院支援に独自の補助金を出した。そのため、東京都内に付属病院がある大学は他の地域の大学病院より補助金額が増大する傾向にある。

大学病院に巨額の補助金が投入され、医療収益が減った分が補填されたとしても、新型コロナの重症患者を積極的に受け入れ、命を救っているというのなら納得がいく。

そこで、厚生労働省の「新型コロナウイルス感染症医療機関等情報支援システム」で、大学病院を中心に全国に85カ所ある特定機能病院の人工呼吸器や体外式膜型人工肺（ECMO）を必要とする重症患者の受け入れ状況を調べてみた。大学病院などの特定機能病院は、高度医療を提供する病院だ。それなのに、第3波のピークで東京だけで121人の重症者がいた2021年1月7日時点で、重症患者を10人以上受け入れていたのは85施設中わずか6施設のみだったのだ。62施設が0～4人しか重症患者を受け入れておらず、5～9人のみ受け入れていたのが17施設だった。

また、第7波の真っただ中で首都圏と関西圏での医療逼迫が伝えられていた2022

年8月3日時点の即応病床に対する受け入れ患者数は、慶應義塾大学（126%）、順天堂大学（125%）、日本大学（123%）など、100%を超えて患者を受け入れていた大学病院もある一方で、36%だった兵庫医科大学、56%の北里大学、60%の国際医療福祉大学など、補助金をもらっているのに患者の受け入れが少ない大学病院もあった。

重症化リスクの低いオミクロン株に置き換わってからは、大学病院で治療が必要になるような重症患者は大幅に減少した。それにもかかわらず、新型コロナが、コレラや結核などと同じ「2類相当」のまま維持されていたために、新型コロナ患者のための病床を確保したという名目で2022年度も大学病院には多額の補助金が投入された。

財政難の中、必要性が減ったと思われる補助金をばらまいているわけだが、その責任は、政府も医系技官も誰も取らないのだろうか。

それどころか、2022年12月には、感染症法が改正され、国立病院機構やJCHO、自治体病院などの公的病院と共に、大学病院などの特定機能病院、地域医療を支援する「地域医療支援病院」には、感染症医療の提供が義務付けられた。新型コロナのような感染症が拡大したときに病床を確保し、従わなければ認定を取り消し、特定機能病院などが受けている診療報酬の優遇を受けられないようにする内容だった。

前述のように、国立病院機構とＪＣＨＯなどの公的病院には、すでに設置法で、新型コロナ拡大のような公衆衛生上の緊急事態が起こったときには、厚生労働大臣が病床の確保などを指示できることになっており、国立病院機構やＪＣＨＯはそれを拒否できない。つまり、厚生労働大臣には、指示できる法的権限があるのだ。補助金が投入されても患者を受け入れなかった幽霊病床を正すのが先ではないだろうか。

この感染症法の施行は、２０２４年４月だが、特定機能病院や地域医療支援病院にまで責任を押し付けようとするのは、単に厚生労働省の責任逃れとしか思えない。大学病院側も、新型コロナのような大災害級の非常事態が起こったときには補助金によって財政的に潤うことが法的に保証されたようなものだ。厚生労働省にも特定機能病院、地域医療支援病院にも嬉しい法改正だったからなのか、大学病院側からも反論は出ていないようだ。

それどころか、２０２３年2月には全国医学部長病院長会議が、新型コロナが季節性インフルエンザと同じ扱いの5類になって以降も、コロナ補助金を継続するよう厚生労

附属病院を持つ主要な大学の COVID-19感染患者の入院率

施設名	確保病床数	即応病床数	入院中	病床利用率	
				確保病床	即応病床
慶應義塾大学（１施設）	40	34	43	108%	126%
順天堂大学（５施設）	154	142	178	116%	125%
日本大学（２施設）	64	64	79	123%	123%
獨協医科大学（３施設）	60	52	62	103%	119%
東邦大学（３施設）	73	73	87	119%	119%
昭和大学（５施設）	141	88	96	68%	109%
大阪医科薬科大学（２施設）	41	33	34	83%	103%
自治医科大学（２施設）	56	48	42	75%	88%
東京医科歯科大学（１施設）	61	26	21	34%	81%
関西医科大学（２施設）	58	59	46	79%	78%
東海大学（４施設）	196	170	127	65%	75%
東京慈恵会医科大学（４施設）	155	149	108	70%	72%
杏林大学（１施設）	52	46	33	63%	72%
日本医科大学（４施設）	163	138	98	60%	71%
帝京大学（３施設）	77	54	37	48%	69%
東京医科大学（３施設）	114	102	65	57%	64%
東京女子医科大学（３施設）	73	87	54	74%	62%
聖マリアンナ医科大学（２施設）	93	65	40	43%	62%
奈良県立医科大学（１施設）	80	80	49	61%	61%
近畿大学（２施設）	29	18	11	38%	61%
国際医療福祉大学（６施設）	197	156	93	47%	60%
北里大学（３施設）	99	96	54	55%	56%
兵庫医科大学（２施設）	69	95	34	49%	36%

確保病床数：新型コロナウイルス感染症患者の受入要請があれば患者受入を行うこととして、都道府県と調整済みの最大の病床数
即応病床数：都道府県が定める現時点でのフェーズにおいて、都道府県からの要請に応じて新型コロナウイルス感染症患者を受け入れることとして都道府県病床確保計画に定められている病床数

医療ガバナンス研究所作成、参照：各施設ホームページ、厚生労働省（2022年８月３日実績日）

（単位：百万円）

	2019年度対2020年度		2019年度対2021年度		2020年度対2021年度	
	増減額	増減率	増減額	増減率	増減額	増減率
	4,812	38%	2,985	24%	−1,827	−10%
	8,717	130%	11,353	169%	2,636	17%
	5,422	34%	−773	−5%	−6,195	−29%
	4,071	137%	8,067	272%	3,996	57%
	3,162	80%	3,510	89%	348	5%
	9,100	143%	7,270	114%	−1,830	−12%
	810	31%	1,562	60%	751	22%
	3,708	36%	5,980	58%	2,271	16%
	8,259	967%	6,217	728%	−2,042	−22%
	2,155	92%	4,419	189%	2,264	50%
	9,623	77%	10,191	82%	567	3%
	11,184	306%	8,531	233%	−2,652	−18%
	2,484	141%	2,115	120%	−368	−9%
	5,686	132%	9,620	223%	3,934	39%
	5,357	117%	6,156	134%	799	8%
	6,721	1175%	7,240	1266%	519	7%
	9,220	258%	9,378	262%	159	1%
	9,395	352%	5,291	198%	−4,104	−34%
	6,282	756%	—	—	—	—
	3,144	34%	4,967	53%	1,823	15%
	4,660	253%	6,294	342%	1,634	25%
	8,806	196%	9,119	203%	313	2%
	1,407	59%	3,830	160%	2,423	64%

医療ガバナンス研究所作成、参照：各施設ホームページ

附属病院を持つ主要な大学の補助金総額の推移（2019～21年度）

施設名	補助金額		
	2019年度	2020年度	2021年度
慶應義塾大学（１施設）	12,687	17,498	15,672
順天堂大学（５施設）	6,719	15,436	18,072
日本大学（２施設）	15,826	21,248	15,053
獨協医科大学（３施設）	2,971	7,042	11,038
東邦大学（３施設）	3,933	7,095	7,443
昭和大学（５施設）	6,356	15,456	13,626
大阪医科薬科大学（２施設）	2,582	3,392	4,144
自治医科大学（２施設）	10,313	14,022	16,293
東京医科歯科大学（１施設）	854	9,113	7,071
関西医科大学（２施設）	2,334	4,489	6,753
東海大学（４施設）	12,464	22,088	22,655
東京慈恵会医科大学（４施設）	3,660	14,844	12,191
杏林大学（１施設）	1,760	4,244	3,875
日本医科大学（４施設）	4,319	10,005	13,939
帝京大学（３施設）	4,578	9,935	10,734
東京医科大学（３施設）	572	7,293	7,812
東京女子医科大学（３施設）	3,578	12,797	12,956
聖マリアンナ医科大学（２施設）	2,666	12,061	7,957
奈良県立医科大学（１施設）	831	7,113	未公開
近畿大学（２施設）	9,328	12,472	14,295
国際医療福祉大学（６施設）	1,839	6,500	8,134
北里大学（３施設）	4,495	13,301	13,613
兵庫医科大学（２施設）	2,397	3,804	6,227

働省へ要望したのだから、あきれてものが言えない。

国の支援で衰退する国内製薬会社

新型コロナ対策として、国内の製薬会社にも補助金が投入された。政府が「安全保障のために国内でワクチンや治療薬開発を」と、国内の製薬企業の新型コロナワクチンや治療薬の開発を後押ししようとしたのだ。

厚生労働省は、「ワクチン生産体制等緊急整備事業」として、国立研究開発法人日本医療研究開発機構（AMED）へ、2020年〜22年度の3年間で790億円を投じた。そこから、塩野義製薬、アンジェスなどの企業と、東京大学医科学研究所ウイルス感染部門などアカデミアにも配分された。

AMEDは、2022年3月、ワクチン研究・開発の司令塔となる先進的研究開発戦略センターを開設し、ワクチン開発のための世界トップレベル研究開発拠点の形成事業などを開始した。次の新規感染症パンデミックなどに備えてのことかもしれないが、遅きに失した感は否めない。

政府はファイザー社とモデルナ社から全国民の3回分のワクチン、オミクロン対応追加接種用ワクチンを確保し、2023年1月までに、全国民の約7割が3回接種を終了した。オミクロン対応ワクチンも全国民の4割、高齢者の約7割が接種した。

塩野義製薬がファイザー社やモデルナ社などのワクチンから2年遅れで、2022年11月に感染研とUMNファーマと一緒に開発した、成人用初回免疫用・ブースター用ワクチンの承認申請を提出した。だが、このワクチンの需要はどこにあるのだろうか。第一三共が東大医科研と共同開発し、2023年1月に承認申請をした成人向けブースター用ワクチンも同様だ。ブースター接種とは、ワクチン接種者の免疫を高めるための追加接種のこと。塩野義製薬は、インフルエンザワクチンの技術を活用した組み換えタンパクワクチン、第一三共の方は、メッセンジャーRNAワクチンだ。

振り返ってみると、新型コロナ感染拡大後、世界中で、多くの製薬企業がワクチン開発に着手した。瞬く間に世界中に広がり、多くの命を奪った新型コロナパンデミックを止め、日常生活を取り戻すには、どれだけ早くワクチンを開発できるかがカギだった。

新しいワクチンや新薬を開発するためには、通常は、約10年はかかるとされる。結局、新型コロナ拡大から約10カ月という、これまで考えられないスピードで効果の高いワクチンを作成し、承認に漕ぎつけたのは、米国のファイザー社とモデルナ社だけだった。両社が開発したのは、がん治療薬などの分野で研究が進んでいたメッセンジャーRNAによるワクチンだ。ファイザー社は、メッセンジャーRNAを用いたがん治療薬の開発を進めていたドイツのビオンテックと共同で新型コロナワクチンを開発し、2020年11月には90%以上の有効性が認められたと発表した。モデルナ社には、米国政府が巨額の投資をしている。

国産ワクチンにこだわっていた日本は、世界中で争奪戦が始まった際、ファイザー社とモデルナ社のワクチンの確保に出遅れた。西側の先進国の中で、国産ワクチンにこだわった国は、私が知る限り日本だけだ。英国が、自国に本社のあるアストラゼネカ社とオックスフォード大学が開発したワクチンに固執することなく、ファイザー社とビオンテック社製のワクチンを世界に先駆けて2020年12月2日に承認し、すぐに2000万人分を確保したのとは対照的だ。同じ月にアストラゼネカ社製のワクチンも承認したものの、それより効果が高いモデルナ社製のワクチンもいち早く注文している。

一方、ファイザー社やモデルナ社と同じ頃に新型コロナワクチンの開発を始めたはずの大阪大学発のベンチャー企業のアンジェス社は、2020年12月にやっと第2／3相の治験をスタートさせたが、期待されるような効果を示せず2022年9月に開発中止を発表した。アンジェスとタカラバイオ、大阪大学の研究チームには、「安全保障」のために国産ワクチンを作ろうとした厚生労働省から生産体制等緊急事業として93億8000万円、AMEDの研究費として76億5500万円、合計170億円以上の税金が投じられている。ワクチンや医薬品の開発は、うまくいかないことが多いのは承知しているが、問題は、国がこの会社を支援したために不可解な利益が生じたことだ。

同社は、国や自治体のお墨付きということで、市場から、新株予約権の発行及び行使により、2021年度だけで約175億もの資金を調達した。2020年度には、大阪府知事の吉村洋文氏がアンジェスのワクチンについて発言する度に、株価が上昇した。同社をめぐっては、立憲民主党の吉田統彦衆議院議員が2022年4月に厚生労働委員会で、アンジェス社の株価が乱高下していることに言及し、インサイダーの可能性がないかと質問したくらいだ。

新型コロナに対する国産ワクチンを開発しやすくするためなのか、医薬品やワクチンの規制・承認審査を行う医薬品医療機器総合機構（PMDA）は、2021年10月、すでに承認されているワクチンと比べて中和抗体価の量や副作用が同程度かを確認する「非劣性試験」、または「優越性試験」だけで、新規ワクチンを評価する方針を打ち出した。当時、すでにファイザー社やモデルナ社のワクチン接種の計画が進んでおり、新規ワクチンの候補とプラセボ（偽薬）とを比較して発症予防効果を検証する臨床試験の実施は難しくなっていたことが理由だった。

第一三共は、国内承認済みの新型コロナワクチンの2回目接種を終えた人の追加接種用のメッセンジャーRNAワクチンを開発し、投与後4週間後の中和抗体価の上がり方がファイザー社とモデルナ社のワクチン接種群と比べて劣らなかったという「非劣性試験」の結果で承認申請を行った。そのワクチンが2023年8月に国内初承認されたが、毎日新聞は2023年8月1日、「海外勢に大きく後れを取った上に、厚生労働省の専門部会が承認を了承したのは、流行当初の武漢株対応で、すぐに使われる見通しはない」と報じている。一方、ファイザー社のワクチン接種群を「対照群」とした「非劣性試験」の結果で有効性が認められたとして、承認申請を行っていた塩野義製薬の追加接種用「組み換えタンパクワクチン」は、「継続審議」となった。

本来、ワクチンの臨床試験では、プラセボと比較し、感染者を減少させる効果がどの程度あったのかを検証し、有効性を証明する必要がある。世界的には信頼性の低いロシアや中国のワクチンも、そのルールを厳守し、臨床試験の結果を一流医学誌で報告している。そこを簡略化して、周回遅れのワクチンを開発しても、米国やヨーロッパでは承認されず、国内でもほとんど使われないまま終わる可能性がある。

問題は、臨床試験のやり方だけではない。第一三共、塩野義製薬のワクチンは変異を繰り返しているオミクロン株に対応するものではないため、使われる見込みがないのに承認申請を行ったということだ。8月1日付の毎日新聞によると、オミクロン株用に第一三共が今年5月に始めた治験も、2022年夏から流行したオミクロン株派生型「BA・4」と「BA・5」に対応するタイプで、政府が2023年秋向けに採用した「XBB」対応よりも前の段階のものだ。

それでも国内の製薬企業が、2年以上も遅れて新型コロナワクチンを開発したのは、国による「備蓄用」あるいは「定期接種用」の買い取りが見込めるからではないかと勘ぐりたくなる。

国の備蓄という意味では、新型コロナにも効くのではないかということで話題になった、富士フイルムホールディングスの「アビガン」の例がある。アビガンはインフルエンザの治療薬として開発された薬で、もともと緊急時用に備蓄されていた。政府は、新型コロナに対する有効性が認められないにもかかわらず、「危機管理上必要」として、2021年3月までにこの薬を200万人分追加備蓄した。さらに130万人分を139億円で買い増したとの報道があり、治験の必要経費も補助している。有効性が証明されず使われる可能性が少ない国産薬や国産ワクチンを国が備蓄することで、国内製薬企業は難なく利益を得られる構図が生まれているのだ。ここにも大量の税金が投入されているというのに、消費期限が来たら、これらの治療薬やワクチンはそのまま廃棄される。無駄になることが予想されながら税金を投じた責任は、政府も厚生労働省も取らない。

さらに、厚生労働省は、新型コロナの治療薬の承認でも国産製薬企業を優遇しようとした。

塩野義製薬が、新型コロナの治療薬として開発した「エンシトレルビル（販売名：ゾコーバ）」が、２０２２年11月に緊急承認され、国が２００万人分を購入したのだ。緊急承認制度は、国民の生命及び健康に重大な影響を与える恐れがある疾病の蔓延、放射能汚染、バイオテロなどの緊急時に、治験の途中で有効性が推定段階であっても医薬品などの承認申請ができる制度で、２０２２年５月に創設された。

ただ、このゾコーバは、軽症の人にも使える初めての内服薬と期待されたが、朝日新聞は２０２２年12月30日、感染者が増えているのにもかかわらず、承認から１カ月で約７７００人にしか投与されず、使用が伸び悩んでいると報じた。妊娠している可能性のある女性や併用禁忌薬の服用者には使えないうえ、効果は「発熱など５症状消失期間を約１日短縮」する程度で、重症化予防効果も証明されていないので、医師としても処方する気になれないのが原因だ。早ければ２０２２年７月に厚生労働省の薬事・食品衛生審議会でスピード承認される見込みだったが、それが見送られたのも、既存の薬と比べて効果と安全性がそれほど高いとは言えそうにもなかったからだ。すでに、承認されているファイザー社の「ニルマトレルビル・リトナビル（販売名：パキロビッドパック）」、メルク社の「モルヌピラビル（販売名：ラゲブリオ）」があり、緊急承認する意味も限定的だった。

ただ、塩野義製薬のゾコーバについては、承認前に100万人分、2022年12月にはさらに100万人分（読売新聞2022年12月13日）、つまり合計200万人分の薬を国が買い上げており、処方が伸び悩んだとしても製薬企業の経営は安泰だ。そんな政府や厚生労働省の支援を頼り優遇してもらう「ぬるま湯」体質が、国内製薬企業を衰退させていると思えてならない。国内製薬会社を優遇して日本で承認が得られたとしても、米国やヨーロッパで承認が得られなければ、グローバル化とメガファーマ化が進む製薬業界で生き残るのも難しい。

それでも、新型コロナはある意味、製薬企業にとって新たな薬やワクチンを生み出し技術革新に挑むチャンスだ。フランスのサノフィ社と米国トランスレート・バイオ社、そして、モデルナ社は、それぞれインフルエンザに対するメッセンジャーRNAワクチンの開発を進めている。メッセンジャーRNAワクチンはこれまで実用化されたことがなかったが、新型コロナ拡大の危機感から、〝人体実験〟に近い臨床試験が許され、導入された技術だ。ファイザー社と新型コロナワクチンを作り出したドイツのビオンテック社は、マラリア予防ワクチンにこの技術を応用しようとしている。

ビオンテックは、2015年に米国のイーライリリー社、2016年にはフランスのサノフィ社と契約し、メッセンジャーRNAによるがん治療ワクチンの創薬を進行中だ。モデルナ社もメルク社と共同でメッセンジャーRNA技術を用いたがん治療薬の開発を進め、免疫チェックポイント薬「ペムブロリズマブ（販売名：キイトルーダ）」との併用の効果を検証した第2相試験で、皮膚がんの一種のメラノーマの死亡リスクを44％低下させたと2022年12月に報告している。

実は、1980年代まで、日本はワクチン開発をリードする存在だった。国が研究費を投入して水痘（水ぼうそう）、日本脳炎、百日咳などのワクチンを世界に先駆けて開発し、米国などへも提供した。しかし、日本でワクチンの副作用をめぐる訴訟が相次ぎ、接種を進めた国の責任が認められると、予防接種法で接種が「努力義務」になり、製薬会社は新たなワクチン開発に消極的になった。

それでも、国内で定期接種となっている麻疹《はしか》、風疹、破傷風、日本脳炎、インフルエンザなどのワクチンは、毎年の出荷量が予測でき、公費で買い取ってもらえるので安定した収入が見込める。海外の製薬企業は入れずに「ワクチン鎖国」を決め込み、新たな技術開発をしてこなかったことが、今回の新型コロナワクチン敗戦を招いたと言えるのではないだろうか。もはや、水痘や日本脳炎のワクチンを開発した頃とでは、開発費用やスピード感も大きく異なっており、鎖国をしているうちに、世界の市場に打って出るようなことができなくなっていたのではないか。

新型コロナ拡大から3年で、国内の製薬企業の多くは、ますます衰退し、国際競争力を失っている印象だ。健闘しているのは、2019年にデング熱の予防ワクチンを開発した武田薬品工業くらいではないだろうか。また、エーザイも認知症の薬の開発に特化することで注目を集めている。

世界の製薬企業の中で2022年12月期末の売上高が最も高かったのは、新型コロナのワクチンと治療薬で業績を伸ばしたファイザー社で前年比23・4％増の約1003億ドル。2位は新型ワクチンのPCR検査キットをいち早く売り出したスイスのロシュ社で663億ドル、3位が新型コロナの治療薬でも売上げを伸ばしたメルク社で約593億ドルだった。世界のワクチン開発をリードするのは、米国のファイザー社、メルク社、英国のグラクソ・スミスクライン社、フランスのサノフィ社といったメガファーマで、いずれも世界の売上高で10位以内に入っている。

11位に、約322億円を売り上げ、グローバル化を進めている武田薬品工業が入ってはいるが、膨大な研究開発費を糧に多くの成果を出しているのは、有望な薬を開発したベンチャー企業を吸収しながら、さらに巨大化する欧米のメガファーマだ。武田薬品工業もM&Aによってグローバル化を進める。新型コロナのようなパンデミック、がんなどの新薬やワクチンをいち早く国民が使えるようにするには、国内の製薬企業を優遇するのではなく、メガファーマのある米国やスイス、ドイツ、フランスと良好な関係を保つことが重要だ。それこそが、本当の「安全保障」ではないのではないだろうか。

コロナ禍で、国産ワクチンの開発にこだわったのは、中国、ロシア、キューバ、インドという、米国とは微妙な関係にある国々だ。中国は、国産ワクチンにこだわったことで、ゼロコロナ政策からポストコロナ時代への転換が遅れることになって経済的に失速した。

日本も他人事ではない。ワクチンや治療薬の国内製薬企業の優遇は、結果的に無駄な税金を使い、巨大な利権を生んだだけではないのか。それなのに、マスコミでも、国内製薬企業の優遇に肯定的な論調が多いのだから困ったものだ。今後は、国内製薬企業優遇策のために、今回の新型コロナパンデミックのように、日本でのワクチン接種が海外より異常に遅れるような事態は、避けなければならない。

第4章
医系技官制度を廃止せよ

緊急事態宣言と自粛で蝕まれた高齢者の命と健康

新型コロナに限らず、わが国では毎月の死亡者数が急増している。厚生労働省の人口動態調査（概数）によれば、2022年1~9月までの9カ月で約114万4000人が亡くなった。新型コロナ死が増えた2021年と比べて、7・7％、8万1734人も死亡者数が増えたというのだから、いくら世界で最も高齢化が進んだ国とはいえ恐ろしい数字だ。2022年8月の1カ月だけに絞ってみると、4回目の緊急事態宣言が出されていた前年同月より約1万8000人、15・1％も死亡者数が増えた。

インターネット上では、ワクチン接種後の副作用で死亡者数が増えたのではないかとの憶測が飛び交っているが、冷静にみて事実は異なると考えている。

実は、日本では当初新型コロナによる死亡者は欧米に比べて少なかったものの、コロナ流行の影響とみられる「超過死亡」が、ワクチン接種が始まる前から多かったからだ。超過死亡とは、過去の死亡統計や高齢化の進行から予想される死亡者数と、実際の死亡者数を比較して算出した死亡数のことだ。感染症による死亡だけではなく、他の疾患などでの死亡数が平年に比べて多かったかを高齢化の影響などは排除した上で算出する。新型コロナなどの感染症流行時の超過死亡は、感染症が社会に与えた影響の大きさをみる指標の一つとなる。統計処理によって偶然の増加では考えにくい死亡者数の増加が確認されれば、感染症の流行などの影響があったと判断される。

残念なことに日本のマスコミはほとんど報道しなかったが、実は２０２２年３月、新型コロナ感染拡大下での「超過死亡」を考える上で注目すべき研究結果「新型コロナパンデミックによる超過死亡の推定：新型コロナ関連死亡率の体系的分析２０２０～21年」が、英医学誌『ランセット』誌に公開された。米国の研究チームによるこの研究では、74の国と地域を対象に、新型コロナパンデミック下の２０２０年１月から２０２１年12月まで２年間の超過死亡を推定した。超過死亡には、新型コロナ感染による死だけではなく、コロナの見落とし、コロナ感染を恐れた受診控え、外出抑制など生活習慣の変化に伴い持病が悪化したケース、経済的な困窮による自殺、医療逼迫など様々な要因による死が含まれる。

この研究によると、２０２０〜21年の２年間の世界の超過死亡は１８２０万人で、実際に報告された新型コロナによる死者数５９４万人の３・１倍だった。

論文の中で研究者らは、超過死亡率は各国から出された新型コロナの死者数よりも、今回のパンデミックの全死亡率への影響をより正確に評価する「真の尺度」だとした。そして、中央アジアの一部、サハラ以南のアフリカのほとんどの国で超過死亡が高くなったのは、検査や治療が受けられなかった人たちの死が新型コロナによる死亡としてカウントされなかったためではないかと指摘している。

先進国の中で特に超過死亡が多かったのが、新型コロナではそれほど多くの死亡者を出さなかった日本だった。日本での新型コロナ死亡者数は２年間で１万８４００人だったのに、なんと、６・０倍の11万１０００人もの超過死亡が生じていたと報告されたのだ。韓国での新型コロナ死亡者数は５６２０人で超過死亡はその０・８倍の４６３０人、シンガポールは死亡者数が８２８人で超過死亡がマイナス１７７０人と推定されているので、日本の超過死亡が異常に多いことがお分かりいただけるだろう。

超過死亡と実際の死亡者数との比率が６倍もある先進国は他に例がなく、日本の数値は、経済協力開発機構（ＯＥＣＤ）加盟38カ国の中で際立って高かった。日本の人口10万人当たりの超過死亡は44・1人で、４・４人だった韓国の10倍だ。

この研究結果は、日本など超過死亡が高かった国々に新型コロナ対策の見直しを迫る内容であり、世界に衝撃を与えた。英科学誌の『ネイチャー』誌は、『ランセット』誌にこの論文が掲載された当日に、「新型コロナの真の死者数――公式記録よりはるかに高い」と題した記事で他誌に載ったこの研究結果を紹介したくらいだ。この記事の中でも日本の超過死亡の多さが取り上げられた。

ちなみに、ＷＨＯのデータでは、20年1月～21年末までのコロナ関連死が１４９０万人とし、コロナが直接の死因となったのは５４２万人、それ以外は間接的な死としていて、日本の超過死亡は「マイナス１万９４７１」とある。このＷＨＯのデータがあるため、専門家の間でも意見が割れているようだが、ＷＨＯのデータは厚生労働省の出した数字をそのまま掲載しているだけだということは付記しておく。

実際、日本では新型コロナに限らず、死亡者数が増加している。厚生労働省の人口動態統計によれば、２０２１年の死亡数は前年比４・９％増の１４３万９８５６人、２０

22年はさらに増えて156万8961人で、戦後最多を記録した。死因の1位はがん、2位は心疾患で順位に変動はないが、肺炎での死者数が減ったのに対し、3位の老衰は他の死因に比べて増加率が高かった。超高齢社会で多死社会に入ったとはいっても、これほど急激な死亡者数の増加は想定外だ。特に、アルファ株が流行した2021年春以降、死亡者は急増し、重症化率の低いオミクロン株になっても死亡者が異常なほどの勢いて増えている。

日本で死者が増えたのはなぜなのだろうか。考えられる理由は、主に三つある。一つは新型コロナ感染の見落とし、二つ目は医療逼迫で病院にアクセスできず、助けられるはずの命が救えなかったこと。そして、三つ目は、原発事故後の福島県で起こったような自粛に伴う高齢者の健康状態の悪化だ。

多くの病院で、入院時にはコロナのPCR検査が必須であり、途上国で超過死亡数が多かった原因として指摘されたような新型コロナ感染の見落としの可能性は低い。二つ目の医療逼迫による影響だが、厚生労働省が公開している公的病院などの患者受け入れ状況を見る限り、感染者がかつてない勢いで増えて医療逼迫が伝えられた第7波真っ只中の2022年8月でも、対人口比での病床数が少ない東京都内でさえ即応病床の空床を多数抱えていた。医療逼迫の影響がゼロだったとまでは言わないが、そのためにここまで超過死亡が増えたとは考えにくい。

すなわち、超過死亡が増えた最大の要因は、三つ目の自粛に伴う高齢者の健康状態の悪化ではないか。首都圏、関西圏では4回も発令された緊急事態宣言と長期の自粛により、持病を悪化させた高齢者が多かったわけだ。

『ランセット』誌に掲載された米国の研究報告で、日本の超過死亡が異常に多いことが分かった時点、あるいは、その前にも方向転換のチャンスはあった。例えば、2021年12月に、スポーツ庁は、全国の小学5年生と中学2年生を対象とした全国体力テストで、男女とも全8種目の合計点の平均値が調査開始以来最低であったと発表した。小中学生の体力がこれだけ落ちるのだから、新型コロナ自粛で家に閉じこもった高齢者の健康状態が悪化するのは誰でも想像がつくことだ。

さらに、2022年7月末には、厚生労働省が、2021年の「簡易生命表」で日本人の平均寿命が女性87・57歳、男性81・47歳で、新型コロナの影響か、前年より女性が0・14歳、男性が0・09歳短くなったことを発表した。前年を下回るのは、東日本大震災があった2011年以来だというから、この数値をもっと深刻にとらえ、マスクを外して積極的に動くように呼び掛ける方向へ、早い段階で政策を転換すべきだったのではないだろうか。

何しろ、日本の新型コロナ対策では、世界的にも類をみないくらい長期間にわたり、自粛を強いている。様々なイベントの中止や延期が相次ぎ、高齢者向けの介護予防教室、地域の集まり、一時は要介護の人のデイサービスやデイリハビリの一部まで自粛によって休止された。元気な高齢者のカラオケは悪モノ扱いされ、日本の感染症分科会のメンバーや厚生労働省、日本医師会長までが、感染者が増えると「気の緩み」や「人流の増加」を指摘し、自粛を強要した。しかも、もともと法的に義務化されているわけでもないマスクでさえ、政府に外す日を決めてもらわないと外せず、2023年に入って以降もほとんどの人がマスクを着けていた国民性である。まじめな高齢者は、感染を怖がって専門家の意見に従い、健康状態を悪化させてしまったわけだ。

筑波大学の研究チームは、日本の都市部に住む65~84歳の高齢者937人の新型コロナパンデミックの影響をインターネット調査した結果を２０２１年４月に、『栄養・健康とエージング誌（The journal of nutrition, health & aging）』のオンライン版で報告した。それによると、１回目の緊急事態宣言が出された２０２０年４月、第２波の２０２０年８月、２回目の緊急事態宣言下の２０２１年１月で、高齢者の身体活動時間は新型コロナパンデミック前と比べてそれぞれ33・３％、28・３％、40・０％も減少した。特に、一人暮らしの高齢者は、家族と暮らし社会的に活発な人に比べて活動量が少なく、フレイルになるリスクが高まったと報告している。フレイルとは、要介護になる一歩手前の状態だ。

緊急事態宣言などによる行動規制は、最初のうちは一定程度感染拡大を防ぐ効果はあったのかもしれない。しかし、過度な行動制限や自粛は、高齢者の命を危険にさらす諸刃の剣になり得る。自粛によって要介護に近い状態になるコロナフレイルの危険性も指摘されていたのだから、世界で最も高齢化が進む日本ならではの健康悪化予防策をもっと早く取るべきだった。

外出を自粛すれば高齢者の健康状態は悪化する。実は、このことに最初に気づいたのは日本だ。きっかけは、東日本大震災だ。福島第一原発事故の教訓として、2013年に東京大学の研究チームが、科学雑誌の『プロスワン（PLOS ONE）』で報告している。この研究では、福島第一原発事故後に、福島県沿岸部の南相馬市の介護施設入居者715人を対象に避難と死亡の関係を分析した。その結果、相対死亡リスクは、被災しなかった人と比べて2・68倍も高かった。この研究チームは、福島県の南相馬市立総合病院を受診した脳卒中の患者が、原発事故後に62％も増えたという論文を2015年にも『米国老年医学会誌（The Journal of the American Geriatrics Society）』で発表した。

さらに、2017年10月、他の研究チームが、相馬市と南相馬市の原発事故後の間接死亡リスクが、それ以前と比べて男性で2・6倍、女性で2・5倍も高まったと、英国の『疫学・公共健康誌（Journal of Epidemiology & Community Health）』で報告した。この研究には私も関わった。福島県で被曝が直接の原因で亡くなった人はいないが、死亡者の増加には、原発事故後のストレスと生活習慣の変化、被曝を恐れて外に出ずに活動量が減ったことなどが影響した可能性がある。特に、避難のためにこれまでとは違う地域に住んだことで、知り合いが減り、外出や社会参加の機会が減れば高齢者にとっては

日本におけるパンデミック以前（2015～19年の平均）からの死亡増加率

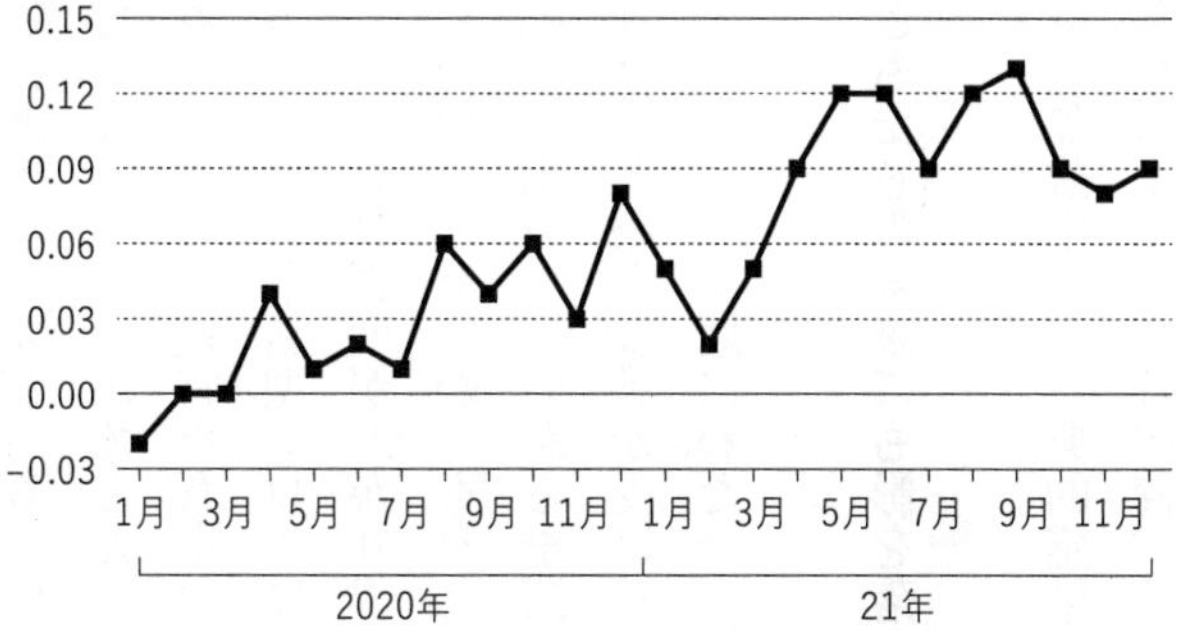

医療ガバナンス研究所　山下えりか作成、参照：人口動態調査

大きな健康悪化につながるわけだ。

こういった報告が、原発を有する地域の原発事故対策や、災害対策に生かされ、世界でも対策の見直しが進んでいる。

私が所長を務める医療ガバナンス研究所は、福島原発事故以降、福島県浜通りでの診療・研究活動を継続している。福島第一原発事故後の研究などで分かってきたのは、事故後の被曝は風下の一部の地域に限定されるため、屋内、特にコンクリート製建造物の中にいれば、空間線量は大幅に軽減され、焦ることはないということだ。たとえ、原発事故が起こっても焦らずに冷静に行動し適切な対応を取れば被曝は最小限に抑制できる。

新型コロナ感染も、科学的なデータに基づいて合理的に進める必要がある。原発事故後の福島県での教訓から、高齢者には自粛を勧めるのではなく、外へ出てどんどん活動するように促す必要があったのだ。

日本では、医系技官たちを中心に隔離中心の政策を進め、それが3年も続いたために、要介護の高齢者が新型コロナに感染すると、入院させられて寝たきりになり、退院できたとしても要介護度が上がり、その後、基礎疾患の悪化や老衰で亡くなるということも起こったのではないか。もっと早く、新型コロナの感染症法上の位置付けを結核などと同じ「2類相当」扱いから季節インフルエンザと同じ「5類」に移行していれば、これまで通りの医療と介護が受けられ、命を縮めなくて済んだ人も少なくなかっただろう。この後遺症は、長期にわたって続く恐れがある。

子どもたちの未来にも影を落とすコロナ自粛の悪影響

自粛と隔離中心の古典的感染症対策の被害者は高齢者だけではない。2020年3月から5月末までの一斉休校、そして、およそ3年にわたって続いたコロナ自粛の影響で、子どもたちの体力は急激に低下している。

スポーツ庁は、小学5年生と中学2年生の計約190万人を対象に行われた2022年度の全国体力テストの結果を、同年12月に公表した。50メートル走や持久走、反復横とびなど8種目で体力・運動能力をみるテストだが、その結果は、惨憺たるものだ。小学5年生と中学2年生の男女共、その合計点では、前年に続き、この調査が始まって以来、最低の点数を記録した。特に目立って低下したのが中学生の持久走だった。持久走の低下の原因は心肺機能の低下を反映しているとみられるというから、いくら子どもといえども心配な結果だ。

スポーツ庁は、体力低下の原因に、肥満の児童生徒の増加、スマートフォンやゲームなどを視聴するスクリーンタイムの増加と共に、「新型コロナウイルス感染症により、マスク着用中の激しい運動の自粛」などの影響を挙げた。

子どもへの影響は単に体力だけの問題ではない。不登校が急増しているのだ。2022年10月、文部科学省は、2021年度の小中学生の不登校が4万9000人も増え、過去最多の24万4940人になったと発表した。このうち小学生は8万1498人、中学生は16万3442人だった。不登校は9年連続増加しているが、前年度から25％増というのだから、新型コロナによる自粛の代償は大きい。

小中学生の不登校の要因は、「無気力・不安」（49・7％）が最も多く半数を占めた。その次に多いのが、「生活リズムの乱れ、あそび、非行」（11・7％）、「いじめを除く友人関係をめぐる問題」（9・7％）などだ。

さらに、小中高生の自殺も増えている。2020年度には小中高生の自殺者が415人と過去最多になり、2021年度も368人の小中高生が自ら命を絶った。自殺の低年齢化が進んでいるのも心配だ。

文部科学省は、コロナ禍での生活環境の変化や学校生活でのさまざまな制限が交友関係などに影響しているのではないかと分析している。

2020年3月の一斉休校は、長期間にわたって子どもたちの未来に大きな影響を及ぼしていると考えられる。新型コロナ感染拡大後は、一斉休校だけではなく、学校閉鎖、学級閉鎖も相次いだ。学校ではマスク着用が義務付けられたばかりか、修学旅行、行事や課外活動の自粛や縮小が進み、会話が弾み楽しいはずの給食・昼食時間にも2022

年の秋頃まで「黙食」が求められた。小中高生のみならず、大学生も２０２０〜21年度はオンライン授業主体になり、サークル活動などもできず、未だにその影響で大学に友人ができない学生も多いと聞く。

私は、東京大学医学部在学時代、他大学では体育会と呼ぶこともある運動会剣道部で他学部の部員と一緒に濃密な時間を過ごした。１９８０年代、東京大学剣道部はいろいろな名目で毎月４泊５日の合宿をしていた。８月は山中湖畔の「信玄道場」で、それ以外は東大本郷キャンパス内に位置する七徳堂で合宿した。七徳堂の合宿では朝は試合、昼は自由で、夕方は普通の稽古をする。稽古が終わると、本郷３丁目の焼き鳥店で酒を飲んだ。一気飲みをして酔っ払い、夜中に１〜２年生がたたき起こされて「深夜稽古」と称して芸をさせられることもあった。今でもその頃の仲間と会うと、その頃の愚行の話になる。東大剣道部のこのような蛮行はとっくに風化しているが、自分の経験から考えても、学生時代の愚行や仲間たちとの濃密な時間は、人格形成に大きく影響している。

コロナ禍で仲間との濃密な時間を過ごせなくなった児童や生徒、学生は少なくなく、時間の巻き戻しはできない。新型コロナウイルスは、基礎疾患のない子どもにとっては最初から普通の風邪のようなものだ。当初は子どもへの感染は少なく、たとえ感染しても、重症化率も低かったことから、一斉休校は回避すべきだったし、その後の自粛も最小限にすべきだったのではないだろうか。

デルタ株以前は新型コロナ感染者と死亡者が日本よりはるかに多かった欧米でも、ロックダウンの際、学校を休校にする措置が取られたが、その後は、子どもや国民への行動制限を解除する方向へ向かった。例えば、イスラエルでは、感染力の高いデルタ株が広がり急激に感染者が増えていた2021年8月に、ワクチン未接種だった3〜12歳の子どもたちに新型コロナ抗原検査を実施し、保育施設や学校の閉鎖や学級閉鎖を回避した。子どもの教育機会を損ねるほうが、損失が大きいからだ。

海外でも試行錯誤が続いていたが、新型コロナの検査を増やすことで乗り切った。中でも、英国オックスフォード大学の研究チームが、英『ランセット』誌に2021年9月に発表した研究結果は興味深い。英国内の201の中等・高等教育機関を対象に、濃厚接触者に対して10日間の自己隔離をするグループと、毎日抗原検査を実施し、陰性の場合は普通に通学するグループを比較した研究だ。両者で感染拡大に有意差はなく、検査体制を強化すれば日常生活の制限を緩和できることが示された。
日本でも、こういった研究結果を受けて、特に重症化リスクの低い子どもには、いち

不登校児童生徒数の推移

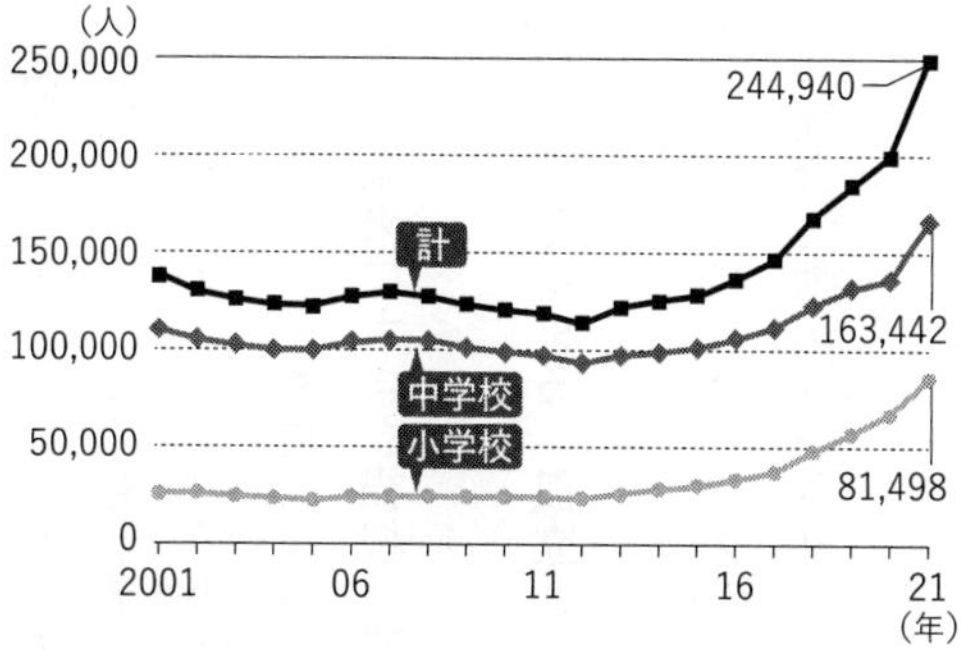

不登校児童生徒数の推移
(1,000人当たり不登校児童生徒数)

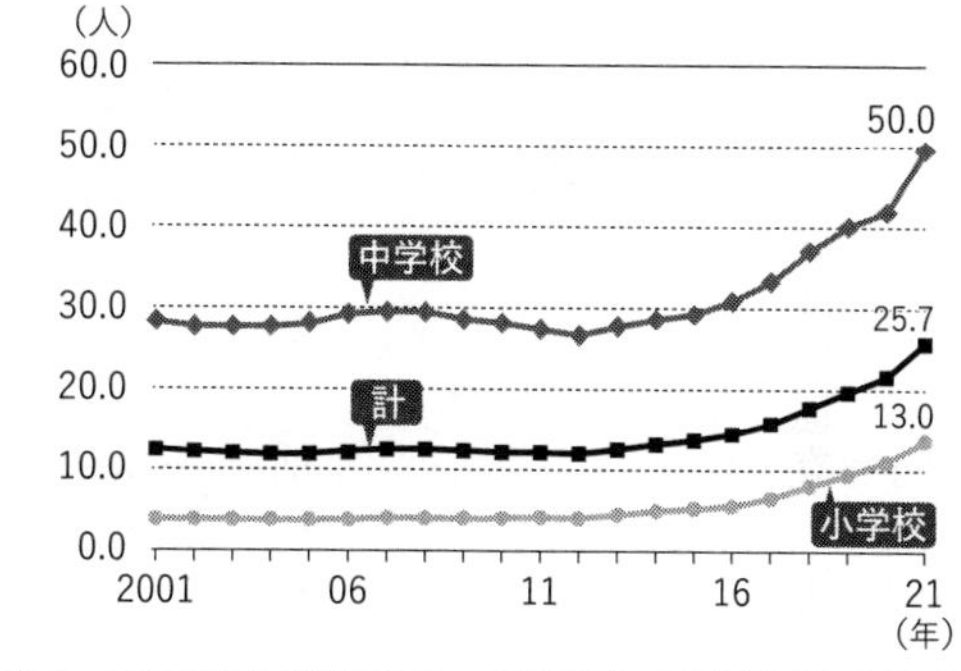

出典：2021年度「児童生徒の問題行動・不登校等生徒指導上の諸課題に関する調査 - 調査の概要」(文部科学省)

早く規制の緩和を徹底すべきだった。基礎疾患のある子にはオンライン授業を選択できるなど配慮するとしても、学校の一斉休校など、余程致死率の高い感染症でない限り、二度とやるべきではない。小学1年生の新学期は一生に一度きりで二度とやり直せない。どの学年もどの子も同じようなものだ。自粛やマスク生活が長引けば長引くほど、子どもたちの未来に大きな禍根を残す。

コロナ禍で深まる「孤立と暴力」という病理

新型コロナパンデミックの被害者は、高齢者や子どもだけではない。コロナパンデミックで社会活動が制約されたために増えた「社会的な孤立」が世界的に問題視されている。

米国のAARP財団（旧米国退職者協会）が、新型コロナ流行直後の2020年8月に、18歳以上の男女2010人を対象に実施した調査では、全体では41％、50歳以上に限ると女性の64％、男性の58％がコロナ禍で社会的孤立を感じたと回答した。同財団の

2017年の調査で孤立を感じていたのは14％だったというから、コロナ禍で人と自由に会えなくなったことが社会的孤立をもたらしたことが分かる。

わが国も同じような状況で、「NPO法人あなたのいばしょ」と早稲田大学の研究者らが、2020年4〜12月に18歳以上の1万人を対象に実施したオンライン調査では、41・1％が「孤立」を感じたと回答したという。50代以上の女性が多かった米国とは少し状況が異なり、孤独感を感じていたのは「49歳未満」「男性」「一人暮らし」「社会経済的に不利（低所得、経済状況の悪化、失業中）な人」の割合が高かった（『精神医学研究〔Psychiatry Research〕』誌のオンライン版に2021年11月29日掲載）。

この研究チームは、2022年2月にもオンラインで20歳以上の3011人を対象に同様の調査を行った。その結果では、37・3％の人が孤独感を抱えており、2年近く経っても状況は変わらず、新型コロナ感染拡大と自粛生活の長期化が孤独感を強めていることが分かった。2022年の調査では、「20〜59歳の人」「男性」「（コロナ前と比較して）暮らし向きが悪くなった人」「（個人的なことを話せる）友人が1人もいない人」に孤独感が強い傾向がみられたという。

２０２２年7月、安倍元首相の命を奪ったのも、社会から「孤立」し自宅で銃を密造していた41歳の男だった。事件の背景として、安倍元首相と関わりがあったとされる宗教団体の問題がクローズアップされ、メディアの話題はそちらに偏ってしまったが、この男が孤独でなかったら事件は起こらなかったのではないかと思えてならない。

２０１９年7月に起こった京都アニメーション放火殺人事件も、当時41歳の孤独な男の犯行だった。同社はわが国を代表するアニメ制作会社だが、この事件では、36人が犠牲になった。

また、２０２１年12月に27人の死者を出した大阪・北新地のビルで起きた心療内科クリニック放火事件の犯人は、61歳の無職の男だった。この男も、交友関係はほとんどなく生活は困窮していたと報道された。この三つの事件は、いずれも無職で、孤立していた可能性の高い男性だったという意味で共通している。

孤立した中高年の男性が狂暴になるのは世界の共通認識で、２０１９年に大ヒットした米国映画『ジョーカー』は、正にこの問題を描いた。アカデミー賞主演男優賞を受賞したホアキン・フェニックス氏が扮した主人公のアーサーは、一流のコメディアンを目指していたが、理不尽な理由で派遣ピエロとしての仕事を失う。地下鉄で女性がからまれているのを見て見ぬふりをしようとしたが、緊張すると笑ってしまう発作が起きて、からんでいたスーツの男たちに暴行され、偶発的に彼らを殺し、悪の世界に堕ちていく。バットマンのライバルであるジョーカー誕生秘話である。

孤立と暴力については、さまざまな観点から分析が行われており、『ジョーカー』をテーマにした医学論文も米国、フランス、ロシア、インドなどから発表されている。

社会的な孤立をテーマにした研究で興味深いのが、イスラエルのハイファ大学が2022年3月31日、『国際健康増進（Health Promotion International）』誌に報告した研究結果だ。イスラエルの四つの町に住むアラブ人1903人とユダヤ人2726人を対象にしたアンケートの結果、社会的に孤立している人ほど、周囲と軋轢が生じて暴力事件を起こしやすいと分析している。この研究は、パレスチナによるテロを避ける目的で行われており、孤立対策はテロ対策でもあるのだ。

孤立すると暴力的になるメカニズムを探るために、動物実験も行われている。米国ノースカロライナ大学の研究チームは、マウスを用いた動物実験の結果を2018年5月に、基礎医学の学術誌『セル（Cell）』で報告した。この研究では、マウスを2週間孤立させると攻撃的になり、脳内でタキキニン2という神経伝達物質の発現が高まると共に、NkBというたんぱく質が蓄積することが判明した。孤独ではないマウスの脳でタキキニン2遺伝子の発現を高めると攻撃性が増し、孤立マウスにNkBの働きを阻害する薬剤を投与すると攻撃性が低下した。

一方、日本の理化学研究所の研究チームは、群れで子育てをする雌マウスを仲間と隔離すると、脳内で神経ペプチドのアミリンの発現が減り1週間で枯渇するが、仲間と再会させると2週間で元に戻ることを見出した（科学雑誌『Nature Communications』オンライン、2022年2月8日）。

まだ動物実験のレベルだが、さらに孤立が脳に与える影響やメカニズムが解明されれば、薬で孤独による攻撃性が抑えられる時代が来る可能性もある。

孤立対策は、テロや暴力的な事件を抑えるうえでも、世界的に喫緊の課題だ。英国では2018年に孤独問題担当国務大臣のポストを新設し、この問題に対する総合戦略を進めている。日本でも、2021年2月に孤独・孤立対策大臣が新設され、2022年

12月には「孤独・孤立対策の重点計画」を発表した。

わが国で特に深刻なのは、１９９３～２００５年の就職氷河期世代の孤立・孤独だ。この世代の新卒での就職率は大卒・高卒とも約７割で、現在も非正規雇用も多く、独身率も高い。

孤立は攻撃性を高めるだけではない。米国のブリガム・ヤング大学の研究チームの報告によれば、孤独な人はそうではない人に比べて30％も死亡率が高い（心理学専門誌『Perspectives on Psychological Science』オンライン、２０１５年３月11日）。こういった研究結果から、米国の医務総監のビベック・マーシー氏は、「孤立を一種の疫病としてとらえ、実質的な公衆衛生の問題として扱うべき」と訴え、公衆衛生誌（『Public Health Reports』）オンライン版で２０２１年９月29日、「新型コロナパンデミックは、社会的孤立と孤独感に対処する必要性を浮き彫りにした」との論説を発表した。

コロナ下で増えた社会的孤立に対処するには、政治と行政が、弱者、経済的な困窮者に寄り添う発想が不可欠だ。

世界に広がるコロナエコシステム

新型コロナパンデミックの影響は悪いことばかりだけではない。メッセンジャーRNA(mRNA)ワクチンという新しいタイプのワクチンの登場、オンライン診療の普及、抗原・抗体検査のオンライン販売など、さまざまな技術革新をもたらした。

感染症対策の結果、欧米諸国でイノベーションが起こるのは、19世紀の英国・ビクトリア時代からの伝統だ。18世紀後半に英国で起こった産業革命は西ヨーロッパに広がり、人や物の行き来が盛んになったことで、コレラが世界へ広がった。ビクトリア時代の英国では、資本家が主体になって下水道と上水道を整備し、コレラの感染拡大を収束させた。西欧諸国には、イノベーションで感染症をコントロールしたという原体験がある。

日本では、コレラは江戸時代(1858年)に大流行し、米艦ミシシッピー号から長崎、西日本、そして全国へ広がったが、明治時代になってからも流行を繰り返すコレラに対して、旧内務省は隔離一辺倒の政策を取り、感染拡大はなかなか収束しなかった。

現在の新型コロナ対策と同様だ。

今回、米国では、新型コロナ感染症拡大からわずか1年で開発されたファイザー社やモデルナ社が開発したメッセンジャーRNAワクチンをスピード承認したのも、感染症対策には技術革新が必要だという産業革命時代の原体験が生きた一例だろう。

恐らく、メッセンジャーRNAという言葉を初めて聞いた人も多かったと思われる。DNAは生物の体に必要な遺伝子の設計図だが、メッセンジャーRNAは、この設計図から必要なものだけを写し取ったもの。新型コロナのメッセンジャーRNAワクチンは、新型コロナウイルスの表面にあるスパイクタンパク質の設計図を使っている。ワクチンを投与すると体内でウイルスのタンパク質に対する抗体が作られて免疫が獲得され、感染や重症化を防ぐ仕組みだ。

これまでのワクチンは、病原体を弱毒化した「生ワクチン（弱毒化ワクチン）」、感染力をなくした病原体から作られた「不活化ワクチン」、病原体を構成するたんぱく質の遺伝子を調整した「遺伝子組み換えタンパクワクチン」が主流だ。メッセンジャーRNAは、がんの治療薬などの分野で研究が進んできたが、これまでワクチンとして実用化されたものはなかった。今回、いっきに技術革新のハードルが下がって実用化が進んだが、平時であれば、そう簡単には承認に漕ぎつけなかったのではないだろうか。

そして、もう一つ、大きかったのは、コロナ禍でのオンライン診療の普及だ。今やビジネスや教育の現場でも、ZoomやGoogle Meetなどのオンラインツールが必要不可欠になっているが、米国などでは、新型コロナ感染拡大の影響でオンライン診療が急速に普及した。直接会わなくても医師の診察が受けられるなら、感染リスクを減らすことにもつながり、患者にとってはもちろん、医療者側にも好都合と言える。

特に象徴的だったのは、2022年6月に、米国連邦最高裁判所が「中絶は憲法で認められた女性の権利」とする、49年前の「ロー対ウェイド判決」を覆して、州によっては原則として妊娠中絶が禁止になっても、〝中絶難民〟が大量に出るなどという混乱が起きていないことだ。2022年11月の中間選挙では、この妊娠中絶問題が、国を二分する争点の一つとなったものの、中絶できずに望まぬ出産をする女性が急激に増えたわけではない。

その理由は二つある。一つは、国際的には、中絶の手段が手術から薬物に変わっているからだ。米国では2000年にミフェプリストンとミソプロストールという内服薬を用いた中絶が認可された。米国では人工中絶の半分以上が経口中絶薬によって行われている。

ちなみに、ミフェプリストンとミソプロストールは、1988年にフランスで承認されたのを皮切りに70カ国以上で使用されている内服薬だ。WHOは、2022年3月に発行した「中絶ケア・ガイドライン」の中でも、12週未満までなら患者自身が薬剤を管理しても安全に中絶できる方法として経口妊娠中絶薬による中絶を推奨している。

米国で中絶禁止による混乱が少ない二つ目の理由は、新型コロナ流行により、医師との対面診察の要件が緩和され、オンライン診察後に経口中絶薬の郵送が認められたからだ。医療ガバナンス研究所のメンバーで米国ボストン在住の大西睦子医師によれば、連邦最高裁判所の判決を受けて、中絶が認められているマサチューセッツ州では、州外の患者に中絶サービスを提供する医療従事者を民事訴訟から強力に保護する、抜本的な新しい生殖に関する権利法を可決したという。中絶が禁止されている州に住んでいる人も、オンライン診療によってマサチューセッツ州など中絶を認める州で開業している医師の診察を受ければ、薬の処方が受けられるようになったわけだ。

さらに、2023年1月には、処方せんと本人の同意書があれば、薬局でも経口中絶薬が購入できるようになり、人工中絶へよりアクセスしやすくなっている。

このように米国の医療は、新型コロナを契機に新たなステージに入った。米国社会は、オンライン診療を最大限に認めることで、イデオロギー対立を深めることなく、患者はもちろん、医師の自己決定権を保障したわけだ。

これに対し、日本では対照的に残念な状況が続いている。経口中絶薬は欧米から30年以上遅れてやっと、2023年4月に承認された。しかし、「母体保護法に基づき、（服薬には）配偶者同意が必要」だ。妊娠したことを告げた途端、相手の男性と連絡が取れなくなることもあり、望まぬ妊娠をした女性の中には、パートナーの同意を得るのが容易ではないケースがある。そもそも、女性は配偶者である男性の所有物ではない。自分で産むか産まないかを決められないのは、国際的に広がるリプロダクティブヘルス・ライツ（性と生殖に対する健康と権利）にも反する。

2022年3月に公表されたWHOの「中絶ケア・ガイドライン」では、配偶者、パートナーなどによる同意を強制しないように求めている。日本の母体保護法で定められている「配偶者同意」については、2016年に国連女性差別撤廃委員会からも修正を勧告されているが、法改正の動きはなく厚生労働省の動きは鈍い。

そもそも日本の人工中絶は、女性の権利を守るためではなく、1948年に制定された旧優生保護法の優生思想の下、導入された。この法律では、ハンセン病などの疾患のある人、精神障害者、知的障害者などが強制不妊手術や中絶手術を受けさせられた。現在の母体保護法は、1996年に旧優生保護法の名称を改める形で制定されたもので、中絶に配偶者同意を求めるなど、時代遅れの内容になっている。

経口中絶薬は承認されたが、日本では、オンライン診療などで中絶薬を処方してもらうことはできず、母体保護法の指定医師の資格を持った医師のいる医療機関内で投与を受けなければならないことになった。日本の中絶・流産を取り巻く環境に問題意識を持つ医療者と当事者団体セーフアボーションジャパンプロジェクト（Safe Abortion Japan Project）が、2023年2月にも、「経口中絶薬の承認と女性が利用しやすい環境整備を求める要望書」を厚生労働大臣などに提出していたが、このグループが求めていた国際的推奨に基づく管理・運用はまだ実現していない。経口中絶薬の導入自体も30年以上も遅れたというのに、薬局で経口中絶薬が購入できる米国などと比べ、中絶へのアクセス面でもかなり遅れを取ったわけだ。時代に合わせ、女性の権利を保障する形で法改正を行ってこなかった、厚生労働省や政治家の責任は重い。

経口中絶薬の服用は医師の管理下で行うべきなのか。この問題についても世界は試行錯誤を繰り返してはいるが、スウェーデンの研究チームが2022年8月に、『ランセット』誌に発表した報告で、すでに答えが出ている。この研究では、900人（うち153人は中絶前に中止。分析には含まれない）の女性を2群に分け、オンライン診療での中絶薬処方群と、従来の対面診察、医療従事者の前での服用群との有効性を比較した。その結果、中絶成功率は前者が95・6%、後者が96・6%で、有効性、安全性、服薬遵守率にも差がないことが証明された。この臨床試験は南アフリカで行われており、このような流れはすでにアフリカにも広がっているわけだ。医師・看護師が不足しているアフリカの方が、オンライン診療が受け入れやすいという側面があるのかもしれない。

遠隔診療の普及は、今後ますます進むだろう。米国では2021年に、大手の医療保険会社ユナイテッドヘルスケア社が、オンライン診療限定で感染症のプライマリケア（初期診療）を提供する保険の販売を開始した。同社の調査によると、回答者の4人に1人は主治医の対面診療よりも、オンライン診療の方が良いとしている。

オンライン診療の普及に伴って、製薬企業の〝バーチャル（リモート）治験〟も広がった。オンライン診療、体温、脈拍、心拍数などを測るウェアラブル生体モニター、そして、体調管理用のアプリがインストールされたデバイスなどIT技術を活用し、被験者が医療機関へ行かなくても臨床データを集める治験だ。最新の生体認証技術を用いれば、治験に不可欠な参加者の同意も遠隔で取得できる。米国では、バーテックス・ファーマシューティカルズ社が、治験医療機関と協力して、被験者の自宅へ治験薬を届ける配送システムを構築した。こういったさまざまな仕組みを活用して、ジョンソン・エンド・ジョンソン社は、糖尿病治療薬カナグリフロジンの第3相臨床試験を、被験者が医療機関に通院することなく、全てオンラインで実施した。新薬を開発するための治験には膨大な費用がかかるが、バーチャル治験にすればコスト削減にもなる。

オンライン診療については、日本でも、コロナ下で規制を緩和する動きがあった。2

020年4月には、これまで2回目以降の受診に限られていたオンライン診療が、初診を含めて原則解禁された。この動きを受けて新型コロナの診察については、オンライン診療がかなり利用された。ただ、通常診療に活用する動きは少なく、まだ対面診療が主流のままになっている。その理由は、オンライン診療では、医師が慢性疾患などの患者に対して管理・指導を行ったときに加算できる医学管理料が対面診療に比べて減額されるなど、医療機関側には不利な診療報酬になっていたからだろう。2022年4月には診療報酬が改定されて、オンライン診療でも対面診療時と同じように初診料、再診料、医学管理料、処方料などが請求できるようになり、オンライン診療の報酬上の障害はだいぶ少なくなった。とはいえ、なかなか現場は変われないように思う。というのも、厚生労働省による国家統制とその恩恵を受ける〝医療ムラ〟の人間たちがオンライン診療の普及に消極的だからだ。民主主義国家の中で、新型コロナ対策の入院基準を患者と医師が相談して決めるのでなく、国が一律に統制し隔離した国は日本だけだったのではないだろうか。

国家統制は利権と結びついており、その一つが、2年に1回改定される診療報酬だ。

診療の対価として、厚生労働省が中心になって全国一律の診療報酬を決めているが、東京の都心部で医療機関の経営が成り立つ価格が基準になるため、地方の医療機関にとっては利益率が大きい。しかも、患者からは1～3割の自己負担分を支払ってもらえ、残りは支払基金に請求すれば報酬が得られる。

診療報酬の国家統制が始まったのは戦時中の1943年4月のことだ。日本医師会が自主的に決めていた保険点数表を政府が定めることとした。1961年には国民皆保険制度が導入され、今のように全国一律の診療報酬となった。私の祖父は兵庫県淡路島の開業医だったが、公的な支払基金が診療報酬を払ってくれるようになったため、患者さんに自己負担分以外は請求する必要がなくなり、さらに都市部の神戸市なども同じ診療報酬がもらえるようになり、とても助かったと祖母がよく話していた。

そんな昭和時代と同様に、オンライン診療を普及させず、対面診療をしていれば競争は地域限定であり、病院経営は安泰だ。ところが、オンライン診療が普及すれば、この地域独占が崩壊しかねない。開業医が既得権益を失いかねないからなのか、厚生労働省の「オンライン診療の適切な実施に関する指針」（2023年3月改訂）では、「初診にについては『かかりつけ医』が行うことが原則」となっているが、これからは、通院するには遠い医療機関の医師をかかりつけ医に選んでもいいわけだ。

患者目線に立ってみると、オンライン診療が普及すればメリットは大きい。自宅や職場にいながらオンラインで診療や薬の処方が受けられるのなら、医療機関へアクセスするための時間や待ち時間を節約でき、離島、人里離れた場所など、オンライン環境さえあれば、どこにいても名医の診察を受けることが可能になる。

日本では、東北地方や離島、へき地を中心に医師不足が進み、都市部への医師の偏在が長年の課題となっている。だが、オンライン診療が普及してそういった地域に住んでいる人たちが都市部にいる医師の診療が受けられるようになれば、この問題もいっきに解消される。そうなれば、医師不足に悩む地域での勤務が一定期間義務化される医学部の地域枠も不要となる。

日本の医療の長年の課題である医師不足も解消するなら正に良いことばかりのように思えるが、オンライン診療の普及がいっきに進まないのは、厚生労働省を筆頭に、既得権を失う〝医療ムラ〟の住人が、急激な変化に抵抗しているからだったのではないだろうか。

医療保険制度の違いもあるかもしれないが、世界では、多くの人が「感染したくないから、病院に行きたくない」と望み、医療者はそれに応えようとし、オンライン診療ツールの普及も進んだ。患者側の利益を優先するこうしたあり方こそが医療者の本来の姿ではないだろうか。２０２３年8月からは新型コロナ下の特例だった電話による初診・診療は受けられなくなる。医療機関の中には、ホームページ上で、今後は専用のオンライン診療ツールでオンライン診療を行うとしているところもあるが、「全て対面に戻します」としているところもあり、どこでもオンライン診療が受けられるようになるのはまだ先のことになりそうだ。

世界では、自宅で利用できる新型コロナ検査キットも続々と開発され、２０２１年１月にはアマゾンが、米国食品医薬品局（ＦＤＡ）が承認した迅速抗原検査キットのネット販売を始めた。これについても日本の対応は遅く、厚生労働省が精度管理の難しさを強調し、薬剤師の対面での指導を義務付けた。やっと抗原検査キットのネット販売が解禁されたのは、２０２２年8月末のことだ。

患者自身が抗原検査キットを使うと精度に問題があるかどうかについては、米国ですでに検証が行われている。米国エモリー大学の研究チームは、4～14歳の子ども197人を対象に、鼻ぬぐい液を自己採取した場合と、医療従事者が採取した場合の検査精度を比較し、2022年8月、『米国医師会誌（JAMA）』でその結果を発表した。子どもたちは採取の仕方を説明する90秒間のビデオを見せられ、説明書と絵が描かれた配付資料を渡された後、鼻ぬぐい液を自己採取した。子どもたちが自己採取した検査結果と医療従事者との一致率は陽性の場合が97・8%、陰性の場合が98・1%で、幼い子どもの自己採取でも問題がないことが分かった。子どもでもできるわけだから、家庭での自己採取による抗原検査キットをネットで入手して使っても精度の問題はないわけだ。

『米国医師会誌』は、この日の社説で、この論文を紹介した。米国には国民皆保険はなく、医療費が異常に高いのは問題だが、米国の開業医の団体である米国医師会の基本姿勢は、日本の〝医療ムラ〟とは異なると思わざるを得ない。

新型コロナをきっかけに医療ビジネスに参入した企業も多い。例えばアマゾンは、新型コロナ流行以降、医療分野への進出を加速させた。2021年夏には、自社の従業員向けだったオンラインと訪問診療の２本立ての医療サービスを米国内の企業向けに提供し始め、２０２２年7月には、いわゆるサブスク型（定額課金）の初期診療サービスを提供するワン・メディカル社を39億ドルで買収した。

オンライン診療を発展させるには、デジタル技術を医療・保健に応用したデジタル・ヘルス・テクノロジーの進歩も不可欠だ。新型コロナの拡大で、この分野の研究開発も急速に進んだ。例えば、米国のアライブコア（AriveCor）社が開発した新たな心臓重視型ＡＩアルゴリズムが、２０２０年11月、ＦＤＡに承認された。同社は、２０１２年に世界初のモバイル型心電計ユニットを発売し、世界の注目を集めたデジタル医療機器のベンチャー企業だ。これまで、心電図データの遠隔モニタリングができる「カーディアプロ」や「カーディアモバイル」、心臓の不規則な鼓動をユーザーに警告するアプリ「スマートリズム」なども開発している。

２０２1年4月には、米テキサス大学オースティン校の研究チームが、かゆみを感知するウェアラブルセンサーを開発したことを公表した。欧米を中心に、さまざまな方向から商品やサービスが開発され、それらが連携しながら発展していく「エコシステム」

が進んでいるのだ。

世界は、ポストコロナの「エコシステム」を発展させ、新しい時代を迎えつつある。医療関連の技術革新が進めば、コロナ禍で在宅勤務、リモート会議が普及して我々の日常生活が大きく変化したように、患者の利便性を高める方向へ医療も変革を迫られている。コロナ禍を機に、わが国の政策も、厚生労働省や医療団体の都合ではなく、患者・国民の利益を守る方へ方向転換すべきだ。

医学部人気の陰で増える「地域枠制度」の闇

ここで、都道府県が実施している医学部地域枠制度について、もう少し詳しく触れておきたい。制度の実施内容は自治体や大学によって多少異なるが、基本的に医学部6年間の修学資金を都道府県が負担する代わりに、将来有望な若い医師たちを卒業後9年間も、医師不足の地域の公立病院に拘束するひどい制度だからだ。しかも、この人権侵害とも思える制度の推進を厚生労働省が後押ししている。

医学部地域枠制度は、医師不足や診療科による医師の偏在がみられる地域での医師確保を目的に、2008年度入試から導入された。厚生労働省が主導し、2018年に改正された医療法・医師法では、都道府県の権限を強化し、医学部の定員に、一般の定員とは別枠で地元出身者等の枠を設けられるようになった。2021年度入試では、医学部定員9357人中1724人(18%)が地域枠で、医学部の学生の5・5人に1人はこの制度を活用して医師を目指している。厚生労働省の医師需給分科会では、地域枠のさらなる拡充を検討しているくらいだ。

現在、東京都を含む全都道府県が医学部地域枠制度を実施し、国公立大学も含む大多数の医学部で地域枠が設けられている。地域枠を設けていないのは、北海道大学や東京大学など9大学だけだ(2022年度)。

私立大学の医学部であれば、6年間で約4000万円、あるいはそれを超える学費がかかる場合もある中で、この地域枠制度を利用すれば、それほど所得の高くない家庭の学生でも医師を目指せる。さらに、地域枠は、一般の枠に比べて人気が低いので、比較的医学部に入りやすいというメリットもあると聞く。しかし、だからといって、これから医師を目指す若者たちには、安易にこの枠での合格を目指してほしくない。なぜなら、入ったら最後、9~10年間のお礼奉公の義務を果たすまでは、簡単には抜け出せないがんじがらめの制度だからだ。

例えば、某私立大学医学部の新潟県地域枠（新潟県医師養成修学資金貸与制度）は、貸与開始月150万円、その後は月額50万円が貸与され、入学金と6年間の授業料3700万円が賄える仕組みだ。都道府県の地域枠制度では、授業料の他に、月10万円程度の生活費が貸与されるところもある。

ただし、その代わり、卒業後9年間は新潟県の管理下におかれ、医師不足のへき地を含む同県内の医療機関での勤務が義務付けられている。もしも、中退や2年以内に医師国家試験に合格できない、あるいは、9年間の同県での義務勤務を回避した場合には、貸与を受けた修学資金の全額に年10%の利息を上乗せした金額を1カ月以内に返還しなければならない。募集要項によると、その期限までに返還できなかったときには、年14・5%の延滞利息を払わなければならないことになっている。利息制限法が元本金額100万円以上の借金の金利の上限とする年15%すれすれの「高利貸し」を都道府県が平然と行い、それが放置されているのだから恐ろしいとしか言いようがない（2023年度）。

他の都道府県の地域枠制度もほぼ同様だ。貸与金額は都道府県や大学によってさまざまだが、9〜10年間、医師不足の地域を中心に各都道府県が指定する医療機関や診療科での勤務が義務付けられており、そこから離脱しようものなら高利息を上乗せした金額の一括返済が求められる。6年間の授業料などを担保に、その1・5倍の年月を医師不足の地域に縛り付けるこの制度は、憲法22条の「居住、移転及び職業選択の自由」を侵害していると言えるのではないだろうか。

問題は、それだけではない。地域枠制度を利用した医師が派遣される医療機関は、若い医師を指導・教育する余裕がないことがほとんどで、専門医の資格を取るためにも不利になることがある。さらにもう一つの問題は、地域枠の離脱者を少なくするために、厚生労働省、大学、医学界が一体となって「脅し」とも取れる圧力をかけていることだ。

例えば、厚生労働省が2017年7月31日に臨床研修病院宛てに送ったメールには、地域枠の医学生807人の実名と大学名、卒業後に働く地域の名前が網羅されたファイルが添付されたのだという。医学部を卒業して医師国家試験に合格した医師は、2年間の臨床研修が義務付けられているが、厚生労働省が地方枠の学生の実名を各臨床研修病院に周知することで、地方枠を逸脱した形での臨床研修の応募ができないようにしたわけだ。過去には、茨城県の地域枠の学生を研修医として受け入れた東京医科大学へのペナルティとして、医師臨床研修費補助金が減額された例もある。

2020年7月には、厚生労働省が、専門医の認定を行う日本専門医機構に、「都道府県の同意を得ずに地域枠を離脱し、専門研修を開始した者については、原則、日本専門医機構の専門医認定を行わないこと」を要請し承諾させた。その2年前の2018年7月には、厚生労働省医道審議会医師分科会医師臨床研修部会での日本医師会常任理事の発言を受けて、同省が作成した資料に、奨学金を返済しても、「地域枠離脱者の道義的責任は残る」と記載された。医療界は狭いムラ社会であり、ここまで厚生労働省、日本医師会、大学、都道府県に圧力をかけられたら、医師として生きていくことは難しくなる。自治体の制度だからそれほどひどいことにはならないだろうと普通は考えるだろうが、そんな甘い考えは通用しない。一度入ったらそう簡単には抜け出せない、恐ろしい制度なのだ。

それでも、地域枠制度が医師の偏在解消に結びついているのならまだ許せるが、実際には新たな地域偏在を生んでいる。例えば、全国で２番目に地域枠が多い福島県では、福島県立医科大学のある福島市の２０２０年の人口10万人当たり医師数は４３０人で、過去10年間の人口当たり医師数は20・３％も増加した。この間の人口当たり医師数の増加率は全国平均で16・８％だから、それを上回って医師が増えたことになる。ところが、同じ県内のいわき市の人口10万人当たり医師数は１４２人と過疎地並みで、この10年間で11・３％も減少した。結局は、医科大学のある福島市や、人口や医療機関の多い郡山市に医師が偏在しただけだったのだ。

医系技官をはじめ、厚生労働省が地域枠の維持と離脱者の取り締まりに熱心なのは、医師の地域偏在の責任を都道府県に転嫁できるからではないか。そして、この制度を運用することで、大学や都道府県への天下りポストが確保できるメリットも大きいはずだ。

確かに、地方の医師不足は世界共通の課題だ。米国でも１９７０年代からＮＨＳＣ(National Health Service Corps）という、日本の地域枠と似たような制度を法制化した。

ただ、ノースカロライナ大学チャペルヒル校の研究チームがこの制度の効果を検証し、1992年9月、『米国医師会誌（JAMA）』に、「奨学金を受けたNHSC医師の地方の診療所での定着率は低い」との結果を報告した。

米国のジョージ・ワシントン大学の研究チームがオーストラリアやトルコなど70カ国で実施されている地域枠取り組みの状況を調べ、『世界保健機関（WHO）紀要（Bulletin of the World Health Organization）』で2010年5月に発表した報告では、医師不足の地域で働く義務期間は1〜3年間が多く、最長でも6年間だった。国をあげて、若い医師たちを9〜10年間も、本人が望むかどうかにかかわらず、医師不足の地域に縛り付ける日本の地域枠制度がいかに異様か、お分かりいただけただろうか。

20代〜30代の医師に対する法的な問題も多い地域枠制度による国家ぐるみの人権侵害は、今すぐ改善する必要がある。百歩譲って、この制度を維持するとしても、義務年限は1〜2年にし、厚生労働省や医療ムラが離脱者へ脅しをかけるようなことは、即刻止めるべきだ。オンライン診療がもっと日本で普及すれば、地域枠や、救急科、小児科、産婦人科など医師不足が進む科に進むことを強要する診療料枠も必要がなくなる可能性が高い。何より、医師を目指す若者のことではなく、自分たちの都合を優先しようとする厚生労働省の姿勢は、一刻も早く改めて欲しい。

日本では棚上げのままの「尊厳死」「安楽死」問題

2022年、新型コロナ感染拡大の影響で、米国では、いわゆる「安楽死」のあり方も大きく変わった。米国では、全米50州のうち9つの州とコロンビア特別区（ワシントンDC）で、医師が処方した致死量の薬を患者自らが服用して死亡する「医師による自殺幇助」が法律で認められている。州によって若干制度が異なるが、その対象は18歳以上の患者で、医師による自殺幇助が認められるには、「患者が余命6カ月以内と推定される終末期である」「医学的意思決定を下す能力がある」など厳格に条件が定められている。

米国では、新型コロナ流行で対面診療の継続が困難になると、この合法的な「自殺幇助」についてもオンライン診療を活用して進める人が増えたのだという。点滴で致死量の薬物を投与するスイスなどとは異なり、米国では「医師による自殺幇助」には経口薬が用いられるため、人工中絶と同じように、医師の立ち会いが必要ないからだ。「医師による自殺幇助についての米国臨床医アカデミー（ACAMAID）」が2020年3月、新ガイドラインを発表し、医師はこの指針に沿ってオンライン診療で「自殺幇助」を認めるかどうか判断できるようになった。オンライン診療で「医師による自殺幇助」が認められた場合には、訓練を受けたボランティアが、オンラインで患者と家族に付き添うのだという。

「医師による自殺幇助」のオンライン診療化が進んだことで、米国では、このような「自殺幇助」が認められていない州に住んでいる患者でも、合法州の医師の診察をオンラインで受診し、必要な薬を郵送してもらうことが可能になった。住んでいる州に関係なく、いわゆる安楽死を選ぶハードルが下がったのだ。

ここで言葉を整理しておくと、「安楽死」とは、薬物など苦痛が少ない方法を用いて積極的に死なせる行為を指す。治療を控えて患者の死を待つ「消極的安楽死」は含めない。積極的安楽死には、オランダやベルギーなどで認められている医師による致死的薬物の注射と、米国のように、医師が致死量の薬を処方し、患者が自分で服用する「医師による自殺幇助」があるが、ここでは両者を区別せずに安楽死と呼ぶことにする。ちなみに、「尊厳死」は、回復の見込みのない状態になった人が、積極的な延命行為を受けずに死ぬことで、安楽死とは異なる。

なお、2020年7月に日本で発覚した、医師2人による筋萎縮性側索硬化症（ALS）を患った女性に対する嘱託殺人は、いわゆる安楽死が合法になっている国でもやはり殺人なので、そこは混同しないでいただきたい。致死量の薬を医師が自ら投与する方法は、医師による自殺幇助が認められている国でも犯罪だ。ましてや、この医師2人はこの女性の主治医でもなんでもなかった。

日本では、このような合法的な「自殺幇助」に関する議論さえ行われていないが、2022年6月には、尊厳死をテーマにした映画『PLAN75』が公開された。日本、フランス、フィリピン、カタール合作のこの映画で、監督を務めた早川千絵氏は、同年のカンヌ映画祭の新人監督賞カメラドールを受賞した。この映画では、75歳以上の高齢者が自らの生死を選択できる制度「プラン75」が施行された近未来の日本が舞台となっている。

ただ、現実の世界の日本では、そもそも「安楽死」の是非を議論できるレベルにさえ達していない。医学の進歩で本人の意思に反した延命治療が行われるリスクがあるというのに、わが国では、世界的には当然のことになっている、終末期における患者の自己決定や意思を尊重する権利さえ法的に保障されていないからだ。欧米はもちろん、東アジアでも21世紀になってから、終末期の患者の自己決定権を尊重する法整備が進んだ。

台湾では、２０００年に終末期の生命維持治療の中止を認める「ホスピス緩和医療法」が制定され、２０１６年には、その対象を終末期以外にも拡大した新法も成立した。

韓国も、２０１８年2月に「ホスピス・緩和医療および終末期患者の延命医療の決定に関する法律（延命医療決定法）」を施行した。韓国の延命医療決定法では、患者に対して最善の治療を受ける権利と、自分が受ける医療行為を自己決定する権利を保障している。

日本では、厚生労働省が、２００７年、「終末期医療の決定プロセスに関するガイドライン」を策定し、２０１８年にそれが改訂され「人生の最終段階における医療の決定プロセスに関するガイドライン」となった。このガイドラインでは、「医療・ケアを受ける本人が多専門職種の医療・介護従事者から構成される医療・ケアチームと十分な話し合いを行い、本人による意思決定を基本としたうえで、人生の最終段階における医療・ケアを進めることが最も重要な原則である」としている。「人生の最終段階の医療・ケアについて、本人が家族や医療・ケアチームと事前に繰り返し話し合うプロセス」は、ＡＣＰ（アドバンス・ケア・プランニング）と呼ばれ、「リビング・ウィル」の普及とともに、１９９０年代前半から米国を中心に議論が進み、欧米だけではなくアジア諸国にも広がっている概念だ。

ただ、欧米や韓国、台湾などのように、自ら望まない治療を拒否する権利を法律で保障されていない日本では、いくらＡＣＰで自分の意思を示しても、法的な拘束力がないため、それが実行されるとは限らない。米国や韓国などでは、ＡＣＰによって作成したリビング・ウィルを「事前指示書」の形で提示すれば、いくら家族が反対したとしても、医師は、その意向に従う義務がある。これに違反すれば刑事責任が問われることさえあるくらいだ。医師は患者の意向に沿っていれば、いくら家族が反対しても訴えられる心配はない。

ところが、日本では「事前指示書」に法的拘束力がないために、終末期医療においては、患者よりも家族の意向が尊重されてしまう。

医療ガバナンス研究所で実施した調査結果がそれを物語っている。当研究所では、メディウェル社と協力して、2018年3月、454人の医師を対象に、家族の有無が主治医の人工透析、人工呼吸、外科手術など侵襲的な治療の選択に、どのような影響を与えるか調査を実施した。その結果、家族がいる患者では、家族がいない場合と比較して、人工透析を選択するケースが1・82倍、人工呼吸器の装着は1・96倍、外科手術は2・86倍増えることが分かった。患者が侵襲的な措置を希望しないことを表明していても、家族が手術を希望する場合には、多くの医師が患者自身の意向を無視して手術をすると回答した。日本では患者の意向を無視しても法的な責任は問われないが、家族がいて家族の意向に反すれば、訴訟を起こされるリスクがあるからだ。

ポストコロナ時代に、日本が着手すべきなのは、尊厳死法の議論だ。「プラン75」は極端な話だとしても、終末期における患者の自己決定や意思を尊重する権利をどのように保障するのか、検討する必要がある。

厚生労働省は、ACPの愛称を「人生会議」とし、「『人生会議』してみませんか」などと呼びかけているが、いくら会議をしても、法的に終末期医療に関する自己決定権が保障されていなければ何の意味もない。かつては、厚生労働省のキャリアが国会議員と連携して立法を目指す動きもあったが、医系技官たちはやる気がないのか、新型コロナ対策でも終末期医療に関してもなかなか前進がみられない。

政治家も動きが鈍い。超党派の「尊厳死法制化を考える議員連盟」が2005年に発足し、民主党時代の2012年には法案づくりに着手したが、障害者団体などの反対運動もあり、実現に漕ぎつけていない。

障害者団体などが最も懸念するのは、延命措置の差し控えや中止が合法化された場合、周囲の人や社会が人工呼吸器などの延命措置が必要な人に対して延命を諦めるよう圧力をかける可能性があるといった点だ。例えば、全国「精神病」集団は、2012年に超党派の議員連盟が尊厳死の法制化を目指した際、「『終末期』というあいまいな要件はどんどん拡大されて、遅延性意識障害者、重度障害者、精神障害者や知的障害者など『人格がない』とされてきたものへと広がっていくことは避け得ないと考えます」などとし、尊厳死立法に反対を表明した。このような反対意見は、尊厳死や安楽死が合法化された海外でも出されており、尊厳死を認めるかどうかの議論の際には、社会的弱者や障害のある人たちが不利益を被らないように配慮する必要がある。延命措置の差し控えや中止を合法化するとしても、不治で末期、耐え難い苦痛があるなど、その条件を厳密に法律に明記すべきだろう。

断っておくが、私は、不治の病の人に自殺を勧めているわけでも、死にたいという人に対する医師の自殺幇助を進めようと提案しているわけでもない。それらは断固阻止すべきだ。ただ、不治の病で末期になったときに延命措置を差し控えて欲しいという終末期における患者の自己決定権を法律でどう位置づけるのかという議論は、わが国でももはや避けられないと言いたいだけだ。何しろ日本では2021年3月に、「終末期における本人意思尊重を考える議員連盟」として新たなスタートを切ったと発表されたが、世界から大きく水をあけられている状況だ。

海外では議論が進む安楽死問題

日本では、世界一高齢化が進み、安楽死を望む人もいるにもかかわらず、その議論でさえタブー視されている。過去10年間に米国立医学図書館データベース「ＰｕｂＭｅｄ」で調べてみたところ、「日本」と「安楽死」を標題に含む日本発の原著論文は、たった5報だけだった。欧米より議論が遅れる中国や韓国よりも少ないのは言うまでもない。また、２０２２年1月17日～23年1月17日までの1年間に全国紙5紙が掲載した「安楽死」を見出しに含む記事は、日経テレコンによれば31本で、そのうち17本はペットなど動物の安楽死、人間に関する記事は海外の話ばかりだった。読売新聞が、２０２２年5月に日本が舞台の記事を掲載したが、それも、安楽死や出生前診断を含む生命倫理について高校生が学んでいるという内容で、安楽死について正面から取り上げた記事は皆無だった。

もちろん、すでに安楽死が合法化されている国をはじめ、議論が進む欧米でも安楽死には賛否両論ある。英国の研究チームが、新型コロナが英国の医師の安楽死への考え方をどう変えたかを調査し、2022年7月に『医療倫理学誌（Journal of Medical Ethics）』で公表した結果は興味深い。2021年5〜8月に英国の医師231人に実施した調査の結果で、47・2％が安楽死の合法化に反対、34・7％が賛成、18・2％は中立派だった。新型コロナ前の調査と比べて、「どちらかといえば賛成」が少しだけ増えたが、英国の医師には反対派が多いことに変わりはなかった。

9つの州が安楽死を認めている米国では、医療関係者だけではなく国民を巻き込んだ議論が進んだ。最初に、安楽死が合法とされたのはオレゴン州で、四半世紀前の1997年のことだ。

日本では議論にさえなっていないのが残念なところだが、議論をするうえで、ぜひ知っておきたいのは、安楽死を合法化した州でも、そのような形で自ら死を選ぶ人は少数派だということだ。「オレゴン尊厳死2021年データサマリー（Oregon Death with Dignity Act 2021 Data Summary）」によれば、合法化以降の約25年間に同州で安楽死した人は2159人。2021年に安楽死したのは238人（前年より21人減）で、死亡者総数の0・6％に過ぎなかったという。すでに病気が治る見込みがなくなり人生の最終段階に入ったことが分かっても、ほとんどの人は安楽死を選ばないわけだ。

疾患別にみると、安楽死を選ぶ人が最も多かったのはがんで61・3％、次いでALSなどの神経疾患14・7％、3番目は心血管疾患12・2％だった。ALSの割合は9・2％と意外と少ないのは、がんなどに比べると患者数自体がかなり少ないからだ。患者支援団体のALS協会によると、ALSの患者の3・4～6・7％が医師による自殺幇助、つまり安楽死を選んでおり、がん患者の100倍以上、その頻度は高い。ALSになっても最後まで前向きに生きる人は多いが、ALSとがんが決定的に異なるのは、手足、舌、喉などの筋肉が動かせなくなっていくので、自殺ができないことだ。がん患者の場合はある程度ぎりぎりまで身の回りのことを自分でできるということも、安楽死を選ぶ人の割合が少ない理由だろう。

一方、安楽死の議論が進まない日本では、2021年に2万1007人が自ら命を絶っており、自殺死亡率で表される人口10万人当たりの自殺者数は16・8人だ（2022年3月「令和3年中における自殺の状況」）。この中には病気を苦に命を絶った人も含まれるはずだ。政府は、2006年に自殺対策基本法を制定するなど。自殺防止対策を講じてきたが、それでも自殺大国のレッテルは払しょくできていない。自己責任で死ぬ自殺は放置しながら、倫理観や道徳観、死生観を問うことになる安楽死に関しては、議論することすらタブー視する向きが多い。

日本が議論さえ避けている間に、海外で議論が進んでいるのは、認知症の患者に対しても安楽死を認めるかどうかだ。不謹慎だと思う人もいるかもしれないが、認知症とALSとの共通点は、進行すると自殺ができないことだ。

米国では認知症患者の安楽死を認めている州はないが、オランダやベルギーでは、認知症の患者が、病状が進行したときに安楽死の処置を行えるように第三者へ依頼しておくやり方が法制化されている。まだ自分で判断ができる段階で安楽死へ同意する文書を残していれば、安楽死が執行される仕組みだ。

オランダでも、何の問題もなくこの制度が遂行されているわけではない。2016年には、安楽死に同意していた女性が鎮静薬で昏睡状態になった後に暴れ出し、それでも致死量の薬物の投与を継続して安楽死を執行した主治医が刑事告訴された。最高裁で問題になったのは、この女性患者が目覚めたときに、主治医が本人の同意を得ずに処置を進めた点だ。ただ、遺族がこの主治医の立場を支持したこともあって、2019年には無罪が確定し、安楽死は正当化された。それを受けて2020年には、あらかじめ文書で安楽死の同意を得ている場合は、薬剤投与後に認知症患者が文書と異なる言動をしても、その安楽死は合法で医師はその責任を問われないこととなった。

認知症に対しては、アルツハイマー病の原因となるアミロイドβ《ベータ》をターゲットとする治療薬も登場し、期待が高まってはいるものの、完治には程遠く、告知されたときに絶望する患者は少なくない。世界一高齢化率が高く、認知症患者も多い日本では死を語ることさえタブー視されるが、もはや、安楽死の議論を避けている場合ではない。

不治の病になる恐れは誰にでもある。誤解して欲しくないのは、安楽死が認められている国や州でも、不治の病になった人や障害と共に暮らす人の生き方を否定しているわけではないことだ。議論したうえで、日本では今のところ安楽死は認められないという結論になったのであれば、その結果を受け入れればよい。新型コロナで死を身近に感じた人が多かった今こそ、まずは安楽死について議論を始めるべきではないだろうか。

「医系技官」制度を廃止せよ

国民の命と健康を守るために、いますぐ取り組むべきなのが、「医系技官」という制度の廃止だ。

新型コロナ対策の失態だけではなく、オンライン診療の普及や中絶薬へのアクセス権拡大阻止、尊厳死法の議論の棚上げなど、日本の医療のさまざまな問題点を検証してみると、医系技官たちのサボタージュと責任感のなさにたどり着くのではないか。

私は、新型コロナによって世界中に急速に普及が進んだオンライン診療を日本でももっと普及すべきだと考えている。特に、精神科・心療内科やプライマリケアの分野では、対面診療よりもオンライン診療が主流になってもいいくらいだ。オンライン診療なら、外出や対面診療に抵抗がある引きこもりの人でも精神科・心療内科にアクセスしやすく、受診のハードルが下がる。

かつては考えられなかったことだが、精神科の分野では、災害、事件・事故、戦闘体験などの後に発症しやすい心的外傷後ストレス障害（ＰＴＳＤ）に対して幻覚剤のＬＳＤが応用されているというから興味深い。ＬＳＤがトラウマを解消する可能性があるのだ。科学雑誌の『サイエンス』誌は、２０２１年の重大ニュースの１つとして、ＰＴＳＤの研究進展を取り上げ、２０２２年には『ネイチャー』誌もその特集を組んだ。それほど科学界の注目を集めた話題ということだ。

厚生労働省は長年、医師偏在こそ医師不足の原因と主張し、地方を嫌い、都市都の医療機関に勤務したがる若手医師を非難してきた。そして、医学部地域枠制度で医師不足の地域での勤務を義務化した。若手医師を地方に派遣して縛り付け、そのために設置された組織にポストを作り、天下ってきた。オンライン診療の普及で医師の地域偏在による問題の一部が解消されれば、この状況はドラスティックに変わる可能性もある。

ここまで見てきてお分かりのように、医療界はムラ社会だ。「医系技官」の世界では、医療ムラの利益を守った人間が出世すると、私や私の周辺の医師は思っている。そういった状況に嫌気がさした優秀な人材は途中で辞めてしまう。国民にとって不幸なのは、出世していくのが、医療ムラの利益を優先していく医系技官になりやすいということだ。

少なくとも私にはそう見える。非常に優秀な人材が医系技官になったとしても、1〜2年で部署が変わり、自治体に出向すれば医系技官だからとちやほやされ、本省に戻っても、通り一遍の政策を打つしかなく、先が見えてくると省益を優先するようになる。それぞれ縄張りがあるので、事務系キャリアは医系技官のやることには口を挟めない。他にもいろいろと問題はあるが、まずはこの仕組み自体を変えない限り、厚生行政は改善しないだろう。

そもそも、国を癒やす公衆衛生を進める行政官は医師である必要はない。医学部では、患者の命と利益を第一に考えるように教えられる。隔離が個人の自由を奪うように、社会の利益を優先する公衆衛生は、必ずしも患者や国民の利益を守ることにはならない場合がある。海外では、医学部と公衆衛生学部が分かれていることも多い。なぜなら医学と公衆衛生では理念が全く異なるからだ。公衆衛生の専門家は医師である必要はない。新型コロナ対策でその実態が明らかになったように、医療の専門家のふりをして、患者や国民ではなく、医療ムラの都合を優先した非科学的な政策を取り続けるなら、医系技官の存在は迷惑なだけだ。

新型コロナ対策もそうだが、方向性を見誤らないためには、私は、患者、そして国民のために役立つことを地道にやっていくしかないと考えている。重要なのは、何より患者目線、国民の利益を優先する方向へ政策を改めることだ。高齢者の命や健康を守るためには、実は、隔離中心の古典的な感染症対策より、できるだけ早く、新型コロナを季節性インフルエンザと同等の扱いにして、高齢患者が通常の地域医療や介護を受けられるようにするべきだった。そうすれば、超過死亡の増加や重症化リスクの低いオミクロン株で、日本だけが死亡者が増えるということも招かなかったはずだ。もっとオンライン診療を活用するなど、日本は世界標準の医療やエコシステム、公衆衛生政策に目を向け、良い部分を取り入れるべきだ。

国民の側も、権力にすり寄って政府に補助金を要求するのではなく、〝医療ムラ〟の利権を優先するような政治家には投票せず、何が科学的に正しいか見極められるように、変わらないといけない。

構成　福島安紀
DTP　市川真樹子

上 昌広　Kami Masahiro

医療ガバナンス研究所理事長・医師。1993年東京大学医学部卒、東京大学医学部附属病院にて内科研修医となり、95年東京都立駒込病院血液内科に勤務。99年東京大学大学院医学系研究科博士課程を修了し、虎の門病院血液科医員に。2001年から国立がんセンター中央病院薬物療法部の医員も務め、造血器悪性腫瘍の臨床と研究を行う。05年東京大学医科学研究所先端医療社会コミュニケーションシステムを主宰し、医療ガバナンス、メディカルネットワークを研究。専門は血液・腫瘍内科学、真菌感染症学。16年より現職。『医療詐欺』『ヤバい医学部』など著書多数。

中公新書ラクレ 802

厚生労働省《こうせいろうどうしょう》の大罪《たいざい》
コロナ政策《せいさく》を迷走《めいそう》させた医系技官《いけいぎかん》の罪《つみ》と罰《ばつ》

2023年10月10日発行

著者……上《かみ》 昌広《まさひろ》

発行者……安部順一
発行所……中央公論新社
〒100-8152 東京都千代田区大手町 1-7-1
電話……販売 03-5299-1730　編集 03-5299-1870
URL https://www.chuko.co.jp/

本文印刷…三晃印刷　カバー印刷…大熊整美堂　製本…小泉製本

Published by CHUOKORON-SHINSHA, INC.
Printed in Japan ISBN978-4-12-150802-7 C1236

中公新書ラクレ　好評既刊

ラクレとは…la clef＝フランス語で「鍵」の意味です。
情報が氾濫するいま、時代を読み解き指針を示す
「知識の鍵」を提供します。

L715

自由の限界
―世界の知性21人が問う国家と民主主義

鶴原徹也 編

エマニュエル・トッド、ジャック・アタリ、マルクス・ガブリエル、マハティール・モハマド、ユヴァル・ノア・ハラリ……。彼らは世界の激動をどう見るか。二〇一五年のシャルリー・エブド事件から「イスラム国」とアメリカ、イギリスのEU離脱、トランプ米大統領と米中対立、そして二〇二〇年のコロナ禍まで、具体的な出来事を軸とした三八本のインタビューを集成。人類はどこへ向かおうとしているのか。世界の「今」と「未来」が見えてくる。

L721

増補版 わが人生記
―青春・政治・野球・大病

渡邉恒雄 著

詩人になりたかった幼いころ、哲学を愛した学生時代、徴兵されて苦悩し、反戦を願い、一時は共産党員になったことも。新聞記者として戦後の日本政治の修羅場を歩き続け、マスコミ界の伝説となった現在までの浮沈も波瀾も率直に記した一代記。ポピュリズムに警鐘をならし、プロ野球に鋭い提言を行うなど、著者の人生観、世界観が凝縮された戦後史の証言だ。病妻への思いを記した章などでは、ふだん見せない著者の人柄があふれ出る。

L722

増補版 駆け出しマネジャーの成長論
―7つの挑戦課題を「科学」する

中原　淳 著

突然、管理職に抜擢された！　年上の部下、派遣社員、外国人の活用方法がわからない！　飲みニケーションが通用しない！　プレイヤーとしても活躍しなくちゃ！　社会は激変し、一昔前よりマネジメントは格段に難しくなった。困惑するのも無理はない。人材育成研究と膨大な聞き取り調査を基に、社の方針の伝達方法、多様な部下の育成・活用策、他部門との調整・交渉のコツなどを具体的に助言。新任マネジャー必読！　管理職入門の決定版だ。

L731

どの子も違う
——才能を伸ばす子育て　潰す子育て

中邑賢龍 著

個性が強い子どもたち。突出した才能に恵まれても、そのうちのいくらかは問題児扱いされて居場所を失い、結果として不登校などになりがちだ。そんな彼らに学びの場を提供する東大先端研「異才発掘プロジェクトＲＯＣＫＥＴ」でディレクターを務めるのが著者だ。教科書も時間割もないクラスで学ぶものとは？「成績が良ければ優秀」な時代は過ぎた？　最先端の研究の場で得られた知見を一冊に集約し、子どもの才能を伸ばす子育て法を伝授！

L738

とがったリーダーを育てる
——東工大「リベラルアーツ教育」10年の軌跡

池上　彰＋上田紀行＋伊藤亜紗 著

高校で文系と理系に振り分けられ、結果、理系の知識が乏しい人たちが社会を動かす官僚や政治家などになり、一方の理系学生といえば、世の中のことに無関心で、興味あることだけに取り組みがちだ。しかし、「これではいけない。日本のリーダーにもっと理系の人材を」。２０１１年、そんな思いを込めて東工大は「リベラルアーツセンター」を発足した。あれから10年。日本中から注目を浴びる東工大の挑戦のすべてを明かした。

L741

東京23区×格差と階級

橋本健二 著

年収１０００万円以上の専門・管理職たちと、年収２００万円未満の非正規労働者たち。西側ほど高く、東へいくに従い低くなる年収——いつの間にか、23区に住む人々の格差はここまで拡大していた！　23区の1人あたり課税対象所得額の推移、都心3区の平均世帯年収推定値、「下町」の自宅就業者比率などなど……「国勢調査」「住宅・土地統計調査」などのデータをもとに80点もの図表を掲載。23区の空間構造をビジュアル化する。

L746

楽しい孤独
小林一茶はなぜ辞世の句を詠まなかったのか

大谷弘至 著

老《おい》が身の値《ね》ぶみをさるるけさの春　一茶　一人住まいの貧しい老人である自分は価値のない存在としてみられている……一茶は、そんな世間の冷酷な視線ですら面白がり俳句にしてしまいます。本書は、一茶の生涯をたどり、彼が遺した俳句を味わいながら、つらいことばかりが多い人生と向き合い、世間という荒波の中でどのように暮らしていけばよいのか、生きるヒントを探る旅のガイドブックのようなものなのかもしれません。

L747
辛酸なめ子の独断！流行大全
辛酸なめ子 著

「アイス・バケツ・チャレンジ」「YouTuber」「プレミアムフライデー」「ぴえん」「うんこ漢字ドリル」「ざんねんないきもの」「KONMARI」……。経済・社会風俗・科学・芸能、あらゆるジャンルの時代を読み解くキーワードを、辛酸なめ子が華麗に分析。徹底した取材とフィールドワークにより流行の真実の姿が見えてくる（かもしれない）、現代を生きぬくための必読書。イラスト多数でたっぷり250語収録。分厚い新書で恐れ入ります！

L750
なぜ人に会うのはつらいのか
——メンタルをすり減らさない38のヒント
斎藤 環＋佐藤 優 著

「会ったほうが、話が早い」のはなぜか。それは、会うことが「暴力」だからだ。人に会うとしんどいのは、予想外の展開があって自分の思い通りにならないからだ。それでも、人は人に会わなければ始まらない。自分ひとりで自分の内面をほじくり返しても「欲望」が維持できず、生きる力がわかないからだ。コロナ禍が明らかにした驚きの人間関係から、しんどい毎日を楽にする38のヒントをメンタルの達人二人が導き出す。

L754
裏切り者は顔に出る
——上司、顧客、家族のホンネは「表情」から読み解ける
清水建二 著

大人しかった男性が、突如として暴力をふるう。「大丈夫です」と言っていた部下が、急に退職する。実は、その前兆はすべて顔に表れていた！ 幸福、軽蔑、嫌悪、怒り、悲しみ、驚き、そして恐怖。こうした感情は、国や文化を問わず、いつでも、どこでも、誰にでも、同じ表情として顔に生じる。「表情分析」スキルは、米軍、FBI、CIAでも駆使されている科学的な技術だ。その真髄を、犯罪捜査にも協力してきた著者が披露する。

L755
メタ認知
——あなたの頭はもっとよくなる
三宮真智子 著

頭のよさとは何か？ その答えの鍵となるのが、「メタ認知」。自分の頭の中にいて、冷静で客観的な判断をしてくれる「もうひとりの自分」。それが「メタ認知」だ。この「もうひとりの自分」がもっと活躍すれば、「どうせできない」といったメンタルブロックや、いつも繰り返してしまう過ち、考え方のクセなどを克服して、脳のパフォーマンスを最大限に発揮することができる！ 認知心理学、教育心理学の専門家が指南する、より賢い「頭の使い方」。

L756

データ分析読解の技術

菅原　琢　著

「データ分析ブーム」がもたらしたのは、怪しい〝分析らしきもの〟と、それに基いた誤解や偏見……。本書では、「問題」「解説」を通して、データ分析の失敗例を紹介しながら、データを正しく読み解くための実践的な視点や方法、また、思考に役立つ基礎的な知識やコツを紹介していく。誤った分析をしてしまわないため、そして騙されないための、基本的・実践的な読解と思考の方法とは——。

L758

「合戦」の日本史

——城攻め、奇襲、兵站、陣形のリアル

本郷和人　著

戦後、日本の歴史学においては、合戦＝軍事の研究が一種のタブーとされてきました。このため、織田信長の桶狭間の奇襲戦法、源義経の一ノ谷の戦いにおける鵯越の逆落としなどは、「盛って」語られるばかりで、学問的に価値のある資料から解き明かされたことはありません。城攻め、奇襲、兵站、陣形……。歴史ファンたちが大好きなテーマですが、本当のところはどうだったのでしょうか。本書ではこうした合戦のリアルに迫ります。

L768

組織で生き延びる45の秘策

世界の〝巨匠〟の失敗に学べ！

池上　彰＋佐藤　優　著

負け戦のときに必死になるな。合理性なき上司の「ムチャ振り」に付き合うな。友達は大事にしろ。人の悪口に相槌を打つな。結論をズバリ言うな。上司が「これは一般論なんだけどさ」と言い出したら赤信号！　どんな時代にも生き延びる手段はある。田中角栄、トランプ、李登輝、山本七平、乃木希典、オードリー・タン……。世界の〝巨匠〟に学べ。数々の修羅場をくぐり抜けてきた両著者が、組織で生き抜く秘策を余すことなく伝授する。

L781

ゆるい職場

——若者の不安の知られざる理由

古屋星斗　著

「今の職場、〝ゆるい〟んです」「ここにいても、成長できるのか」。そんな不安をこぼす若者たちがいる。2010年代後半から進んだ職場運営法改革により、日本企業の労働環境は「働きやすい」ものへと変わりつつある。しかし一方で、若手社員の離職率はむしろ上がっており、当の若者たちからは、不安の声が聞かれるようになった——。本書では、企業や日本社会が抱えるこの課題と解決策について、データと実例を示しながら解説する。

L784

地図記号のひみつ

今尾恵介 著

学校で習って、誰もが親しんでいる地図記号。だが、実はまだまだ知られていないことも多い。日本で初めての地図記号「温泉」、ナチス・ドイツを連想させるとして「卍」からの変更が検討された「寺院」、高齢化を反映して小中学生から公募した「老人ホーム」……。地図記号からは、明治から令和に至る日本社会の変貌が読み取れるのだ。中学生の頃から地形図に親しんできた地図研究家が、地図記号の奥深い世界を紹介する。

L785

防衛省に告ぐ

――元自衛隊現場トップが明かす防衛行政の失態

香田洋二 著

2020年、イージスアショアをめぐる一連の騒ぎで、防衛省が抱える構造的な欠陥が露呈した。行き当たりばったりの説明。現場を預かる自衛隊との連携の薄さ。危機感と責任感の不足。中国、ロシア、北朝鮮……。日本は今、未曽有の危機の中にある。ついに国防費はGDP比2%に拡充されるが、肝心の防衛行政がこれだけユルいんじゃ、この国は守れない。元・海上自衛隊自衛艦隊司令官（海将）が使命感と危機感で立ち上がった。

L789

「将軍」の日本史

本郷和人 著

幕府のトップとして武士を率いる「将軍」。源頼朝や徳川家康のように権威・権力を兼ね備え、強力なリーダーシップを発揮した大物だけではない。この国には、くじ引きで選ばれた将軍、子どもが50人いた「オットセイ将軍」、何もしなかったひ弱な将軍もいたのだ。そもそも将軍は誰が決めるのか、何をするのか。おなじみ本郷教授が、時代ごとに区分けされがちなアカデミズムの壁を乗り越えて日本の権力構造の謎に挑む、オドロキの将軍論。

L796

ウクライナ戦争の嘘

――米露中北の打算・野望・本音

手嶋龍一＋佐藤　優 著

ウクライナに軍事侵攻したロシアは言語道断だが、「民主主義をめぐる正義の戦い」を掲げるウクライナと、米国をはじめとする西側諸国にも看過できない深謀遠慮がある。戦争で利益を得ているのは誰かと詰めれば、米露中北の「嘘」と野望と打算、その本音のすべてが見えてくる。世界は迫りくる核戦争の恐怖を回避できるのか。停戦への道はあるのか。ロシアと米国を知り尽くした両著者がウクライナ戦争をめぐる虚実に迫る。